Dr. med. M. O. Bruker
Rheuma – Ursache und Heilbehandlung

Mit Rezepten von Ilse Gutjahr

„Aus der Sprechstunde" Band 8

Dr. med. M. O. Bruker

Rheuma – Ursache und Heilbehandlung

mit Rezepten von Ilse Gutjahr

ISBN 3-89189-010-9

14. Auflage, 1991

Umschlaggestaltung: Hendrik van Gemert
Gesamtherstellung: Kösel, Kempten

Inhaltsverzeichnis

Vorwort des Verfassers

Es ist Tatsache, daß die meisten Menschen auf ihre Gesundheit erst achten, wenn sie sie verloren haben. Viele geben sich dann Mühe, sie wiederzugewinnen, oft aber vergeblich.
Sebastian Kneipp

Viele chronisch Rheumakranke erzählen in der Sprechstunde, sie hätten „schon immer" etwas gegen ihr Rheuma getan, sie seien nämlich jedes Jahr ins Bad gefahren. Sie unterliegen aber einer bösen Täuschung, wenn sie meinen, damit etwas Ausreichendes oder Grundsätzliches zur Besserung oder Heilung ihrer Krankheit getan zu haben, denn die üblichen Behandlungsmethoden mit Medikamenten, Bädern, Massagen und Einreibungen führen lediglich zu einer vorübergehenden Linderung der Beschwerden. Da die Ursachen damit nicht abgestellt werden, schreitet die Krankheit trotzdem langsam aber stetig fort.

Die Erkrankungen der Bewegungsorgane sind neben der Zahnkaries die häufigsten ernährungsbedingten Zivilisationskrankheiten. Da sie im Gegensatz zu Erkrankungen der inneren Organe schmerzhaft sind und die Schmerzen den

Kranken in jedem Fall zum Arzt führen, sind die Erkrankungen der Bewegungsorgane auch die häufigsten Behandlungsfälle in einer ärztlichen Praxis. Der Betroffene hat aber nicht nur über lange Zeit vielerlei Schmerzen, er ist zudem in seinen Bewegungen behindert. Und auch die Krankenversicherungen haben damit ihre Last, denn ihre Aufwendungen auf diesem Sektor erreichen riesige Beträge. Hinzu kommen Produktionsausfälle und oft ein vorzeitiges Ausscheiden des Kranken aus dem Berufsleben. So verursacht die Volksseuche Rheuma auch bedeutende wirtschaftliche Schäden.

Man fragt sich natürlich, wie es trotz der Fortschritte der medizinischen Wissenschaft zu einem solchen Ausmaß der Erkrankungen des rheumatischen Formenkreises kommen konnte. Der Grund liegt darin, daß man sich nicht um die Ursachen der Erkrankungen kümmert, sondern sich damit zufriedengibt, die Symptome zu behandeln, wenn sie einmal aufgetreten sind.

Da die Erkrankungen der Bewegungsorgane in die Gruppe der ernährungsbedingten Zivilisationskrankheiten gehören, haben sie ähnliche Ursachen wie andere Vertreter dieser Gruppe: der Herzinfarkt, die Gallensteine, die Fettsucht, die Zuckerkrankheit, die Leber- und Stoffwechselkrankheiten, der Gebißverfall und andere.

Ein Behandlungserfolg ist nur zu erwarten, wenn die Ursachen abgestellt werden. Um sie abstellen zu können, muß man sie natürlich kennen. Der Krankheitsverlauf ist um so günstiger, je früher die Ursachen erkannt und abgestellt werden. Gelangt der Kranke frühzeitig zu diesem Wissen dadurch, daß er eine rheumatische Erkrankung bekommt, so hat er den besonderen Vorteil, daß er mit dem, was er gegen sein Rheuma tut, zugleich gegen alle anderen ernährungsbedingten Zivilisationskrankheiten wirksam vorbeugt. Wenn zum Beispiel der Mineralhaushalt infolge von Vitaminmangel gestört ist, werden häufig die Mineralstoffe zuerst den nicht lebensnotwendigen Organen, zu denen die Bewegungsorgane gehören, entzogen, damit die lebenswichtigen Organe weiterhin versorgt werden können. Die auf diese Weise entstehenden Erkrankungen der Bewegungsorgane kann man als Frühwarnung vor ernsteren inneren Erkrankungen ansehen. Wer die Warnungen beachtet, beugt schlimmerem Unheil vor.

Wie alle ernährungsbedingten Zivilisationskrankheiten haben auch die rheumatischen Erkrankungen eine lange Anlaufzeit, d. h. die verursachenden Ernährungsfehler müssen über Jahrzehnte gemacht werden, bis die ersten Beschwerden auftreten. Diese Verschleierung der

Zusammenhänge durch den Zeitfaktor hat dazu geführt, daß die degenerativen Gelenkerkrankungen fälschlich als Verschleiß-, Aufbrauch- oder Alterskrankheiten bezeichnet werden. Dadurch wird bei den Kranken der Eindruck erweckt, es handle sich um ein unabwendbares Schicksal, das man mit Geduld ertragen müsse.

Diese Auffassung kann natürlich bei den Betroffenen nur deshalb Glauben finden, weil ihnen die wirklichen Ursachen verschwiegen werden; sie ist die Erklärung dafür, daß die Kranken sich resigniert mit der üblichen Linderungsbehandlung zufriedengeben.

Noch eine andere Entwicklung zeichnet sich in den letzten Jahren ab, nämlich daß immer jüngere Lebensalter von diesen Krankheiten ergriffen werden. Dies hängt unter anderem auch damit zusammen, daß die heute lebenden Menschen bereits die 3. bis 4. Generation darstellen, die einer sogenannten zivilisatorischen Kost ausgesetzt sind.

Die vornehmliche Aufgabe dieses Bandes ist es, die Krankheitsursachen aufzuzeigen und daraus folgerichtig die Maßnahmen der Vorbeugung und erfolgversprechendsten Heilbehandlung abzuleiten.

Dr. M. O. Bruker, Arzt für innere Medizin

Was ist Rheuma?

„Rheuma" ist ein Sammelbegriff für alle Erkrankungen des Bewegungsapparates

Man kann alle Erkrankungen der Bewegungsorgane als Rheuma (Kurzwort für Rheumatismus) oder rheumatische Erkrankungen zusammenfassen.

Der Name Rheuma stammt aus dem Griechischen und bedeutet etwa „die Wechselnde", „die Wandernde". Alle Erkrankungen des Bewegungsapparates haben nämlich die gemeinsame Eigenschaft, daß nicht nur die Beschwerden und die Schmerzzeiten wechseln, sondern auch die befallenen Körperteile. Beim Rheuma ist alles einem ständigen Wechsel unterworfen.

Die Bezeichnung Rheuma hat den Nachteil, daß sie zu mannigfachen Mißverständnissen Anlaß gibt. Jedermann hat nämlich seine eigene Vorstellung von dem, was Rheuma ist. Der eine läßt als Rheuma nur gelten, was bei Wetterwechsel weh tut; er wäre nicht bereit, eine Bandscheiben-Degeneration als Rheuma anzuerkennen, vor allem dann nicht, wenn die Beschwerden durch chiropraktische Behandlung günstig zu beeinflussen wären. Ein anderer hält nur Gelenkrheumatismus für Rheuma, und für den dritten sind ziehende Muskelschmerzen das Kennzeichen des Rheumas, usw. Sehen wir aber im Rheuma einen Sammelbegriff für alle Erkrankungen des Bewegungsapparates, dann gehören die verschiedenartigsten Krankheiten dazu, die alle das eine gemeinsam haben, daß sie sich im Bindegewebe und seinen Abkömmlingen abspielen.

Wir wollen daher im folgenden unter Rheuma alle Krankheiten der Bewegungsorgane verstanden wissen, also Erkrankungen des lockeren und festen Bindegewebes, der Bänder, Sehnen, Muskeln, Knochen und der von ihnen gebildeten Organsysteme, zum Beispiel der Gelenke und der Wirbelsäule. Dies bedeutet also, daß auch die Osteoporose dazugehört.

Daß diese Begriffsklärung nötig ist, ergeben täglich die Gespräche in der Sprechstunde. Da beklagt sich ein Patient, daß er bisher ganz falsch behandelt worden sei; der eine Arzt habe ihn „auf Rheuma" behandelt, der zweite „auf Ischias", und der dritte habe „eine Bandscheibe" festgestellt. Nun komme er zu mir (zum vierten), damit ich feststelle, was er wirklich habe.

Wahrscheinlich hat jeder der Ärzte dasselbe gemeint; der erste hat es aber mit der Sammelbezeichnung (Rheuma) ausgedrückt, der andere wollte zum Ausdruck bringen, daß die Schmerzen vorwiegend im Bein sitzen – Ischias heißt nämlich Beinschmerzen –, und der dritte wollte mit „Bandscheibe" zu verstehen geben, daß die Beinschmerzen (wie fast immer) vom Rücken ausgehen und mit einer Erkrankung bzw. Verschiebung des Bandapparates der Wirbelsäule etwas zu tun haben.

Alle rheumatischen Erkrankungen sind ernährungsbedingt

Alle rheumatischen Erkrankungen gehören in die Gruppe der ernährungsbedingten Zivilisationskrankheiten und haben mit ihnen eine gemeinsame Ursache: die Denaturierung der zivilisatorischen Nahrung. Im Band 1 dieser Buchreihe „Unsere Nahrung – unser Schicksal"* sind die Ursachen der ernährungsbedingten Zivilisationskrankheiten eingehend abgehandelt. Hier soll daher nur kurz das Grundsätzliche ohne nähere Begründung erwähnt werden, soweit es für das Verständnis der rheumatischen Erkrankungen nötig erscheint.

---

* emu-Verlag, 5420 Lahnstein

Die Technik hat sich auch der Herstellung der Nahrungsmittel bemächtigt, so daß den zivilisierten Menschen heute Nahrungsmittel zur Verfügung stehen, die es vor hundert Jahren überhaupt nicht gab. Damals lebten die Menschen von natürlichen Lebensmitteln, wie sie der Bauer erzeugte. Heute hat sich zwischen den Lebensmittelproduzenten, den Bauern, und den Verbraucher eine weltweite Nahrungsmittelindustrie zwischengeschaltet.

Durch die fabrikatorische Verarbeitung der ursprünglichen Lebensmittel kommt es zu erheblichen Veränderungen in dem Verhältnis der einzelnen Nährstoffe und zu einem Verlust an biotischen Wirkstoffen. Diese Wirkstoffe umfassen hauptsächlich die Gruppe der Vitamine (wasserlösliche, insbesondere der Vitamin-B-Komplex; fettlösliche), der Mineralstoffe, der Spurenelemente, der Enzyme (Fermente), der hochungesättigten Fettsäuren, der Aromastoffe und der Faserstoffe (sog. Ballaststoffe). Man faßt sie heute als *Vitalstoffe* zusammen. Sie sind nicht alle zur Erhaltung des Lebens notwendig; aber für die Erhaltung der Gesundheit sind sie unerläßlich. Am meisten leiden die Vitalstoffe bei technisch-fabrikatorischer Bearbeitung. Deshalb sind Nahrungsmittelpräparate am nachteiligsten. Aber auch durch Erhitzung und

Konservierung kommt es zu Einbußen an Vitalstoffen. Infolge der verschiedenen Empfindlichkeit der einzelnen Vitalstoffe auf diese Prozesse
verschiebt sich das Verhältnis der Vitalstoffe
gegenüber der Zusammensetzung im ursprünglichen Lebensmittel.

Schließlich kommt heute zu den Vitalstoffver-
lusten noch die Schädigung durch giftige Stoffe
wie Insektizide und andere Gifte, Blei, Cad-
mium, Fluor, Quecksilber, Fabrik- und Auto-
abgase und radioaktive Stoffe aus der Atom-
kernspaltung hinzu.

Diejenigen Nahrungsmittel, die sowohl fabri-
katorisch stark verändert als auch regelmäßig
jeden Tag verzehrt werden und damit einen
großen Teil an der Gesamtnahrung ausmachen,
stellen die Hauptursache der Erkrankungen der
Bewegungsorgane dar.

Im einzelnen handelt es sich dabei vorwiegend
um den Fabrikzucker, die Auszugsmehle und
die Fabrikfette. Dazu kommt, daß viele Lebensmittel (Gemüse, Obst, Milch) aus Gründen kü-
chentechnischer Vereinfachung in vielen Haus-
haltungen nicht mehr in natürlicher Form, sondern als Konserven verwendet werden.

Das schlimme dabei ist, daß bei der Verwen-
dung dieser denaturierten Nahrungsmittel die
gesundheitlichen Schäden nicht sofort sichtbar

werden. Es dauert vielmehr Jahrzehnte, bis die Erkrankungen zum Ausbruch kommen und sich Beschwerden einstellen. Diese lange Anlaufzeit verschleiert in gefährlicher Weise den Zusammenhang zwischen Ernährung und Krankheit.

Ebenso wichtig ist die gleichzeitige Einschränkung bzw. Vermeidung des tierischen Eiweißes je nach Schwere der Erkrankung. Bei schweren Formen wie zum Beispiel der primär chronischen Polyarthritis (pcP), der Bechterewschen Krankheit und den Kollagenosen ist eine strenge Vermeidung über lange Zeiträume unerläßlich. Dies gilt für Milch, Quark, Käse, Eier, Wurst, Fleisch und Fisch.

Das Gebiß als Modellbeispiel

Als Modellbeispiel für die Erkrankungen im Bewegungsapparat kann die Parodontose gelten, eine degenerativ-entzündliche Erkrankung des Gewebes um den Zahn. Auch sie benötigt zur vollen Ausbildung etwa 20 Jahre. Der erste Beginn ist fast unmerklich: Der Zahn wird scheinbar länger, da sich das Bindegewebe um den Zahn und schließlich auch der Kieferknochen zurückbilden.

Ein ähnlicher degenerativer Prozeß spielt sich

bei den arthrotischen Veränderungen der Gelenke, der Wirbelsäule und deren Umgebung ab (Arthrosen, Spondylosen, Spondylarthrosen, Osteochondrosen und dergleichen). Auch die Bänder- und Bandscheibenschäden gehören – was die Ursachen betrifft – in dieses Gebiet.

Da der Zahn von bakterienhaltigem Speichel umspült ist, kommen hier zu den Abbauvorgängen frühzeitig auch entzündliche Veränderungen. An den Gelenken und der Wirbelsäule fällt diese örtliche bakterielle Komponente weg. Dies erklärt, warum die arthrotischen Veränderungen an den Gelenken bzw. der Wirbelsäule später erkennbar sind als die Parodontose. Man kann aber die Parodontose, die ja leicht feststellbar ist, als Frühsymptom degenerativer Bindegewebs-Veränderungen auffassen; und in der Tat findet sich kein Arthrotiker, bei dem nicht schon vorher parodontotische Veränderungen nachweisbar waren. Für keine Krankheitsgruppe ist der Satz „Das Gebiß ist ein Gradmesser der allgemeinen Gesundheit" so ausnahmslos gültig wie für die degenerativen Erkrankungen der Bewegungsorgane.

Außer dieser Parallele zwischen Gebiß und Gelenken besteht noch eine andere Beziehung zwischen den Zähnen und den bindegewebigen Organen des Bewegungsapparates: Die Zähne können zu Herden bzw. Störungsfeldern werden, die zu Gelenkerkrankungen führen können.

So ist die Nahrung in zweifacher Weise an der Entstehung rheumatischer Erkrankungen beteiligt: einmal direkt, indem durch Vitalstoffmangel Gewebsdegenerationen entstehen, und zweitens indirekt über tote Zähne, die zweifellos eine Folge falscher Ernährung sind.

Bewegungsorgane dienen als Mineralstoffreserve

Ein hoher Prozentsatz Jugendlicher zeigt heute Haltungsschäden der Wirbelsäule. Diese sind nicht, wie man häufig hört, durch mangelnde Bewegung verursacht, sondern eben eine Folge minderwertiger Zivilisationskost. Auch die auffallende Zunahme der Rundrücken Heranwachsender (Adoleszentenkyphose), der sogenannten Scheuermannschen Krankheit, bei der es zu bestimmten Veränderungen der Wirbel kommt, läßt sich mit der zivilisatorischen Fehlernährung erklären. Die Ausheilung durch richtige Ernährung spricht ebenfalls für diese Zusammenhänge.

Bei Vitalstoffmangel greift der Organismus zur Aufrechterhaltung des Mineralstoffwechsels zuerst auf die bindegewebigen Organe sowie das Skelett und die Zähne als Kalkdepots zurück. Dadurch wird lange Zeit ein Schaden von den lebenswichtigen inneren Organen ferngehalten.

Hiermit ist zugleich erklärt, weshalb die verschiedensten Erkrankungen des Bewegungsapparates oft mit einer Kalkarmut der Knochen einhergehen. Diese als *Osteoporose* bezeichnete Veränderung ist nur im Röntgenbild zu erkennen.

Rheuma, die teuerste Krankheit, ist beschwerlich, aber nicht tödlich

So läßt sich auch verstehen, weshalb unter den Zivilisationskrankheiten die Erkrankungen der Bewegungsorgane in den letzten Jahrzehnten am stärksten an Häufigkeit zugenommen haben. Diese steile Zunahme kommt der Allgemeinheit vielleicht deshalb nicht so deutlich zum Bewußtsein, weil diese Krankheitsgruppe in der Todesstatistik nicht erscheint. Die alarmierende Zunahme der Herzinfarkte – 800% in einem Jahrzehnt! – ist in aller Munde, denn man kann daran sterben. Dabei haben jedoch die rheumatischen Erkrankungen bei weitem mehr zugenommen als der Herzinfarkt. Aber an Gelenkerkrankungen stirbt man eben nicht; man ist nur lange daran krank.

Neben den Schmerzen und der Behinderung im Gebrauch der Glieder, wodurch die Lebensfreude schon erheblich gemindert wird, bringt die Krankheit noch zusätzliche Arbeitsbehinderung oder -ausfall und finanzielle Nachteile mit all ihren Folgen. Auch für die Kranken- und Sozialversicherungen bedeuten die rheumatischen Erkrankungen eine erhebliche finanzielle Belastung.

Klärung von Begriffen nötig

Angesichts der gemeinsamen Grundursachen der rheumatischen Erkrankungen, die logischerweise auch eine einheitliche Basisbehandlung erfordern, erscheinen die eingangs erwähnten diagnostischen Mißverständnisse nicht mehr so bedeutungsvoll. Um die Möglichkeit zu solchen Irrtümern zu verringern, erscheint es aber angebracht, zunächst einige Begriffe zu klären und einiges über Anatomie und Funktion der Wirbelsäule, der Gelenke und Füße zu sagen, soweit es zum Verständnis der Schlußfolgerungen nötig ist.

Was hinter einer Ischias steckt

Ischias ist keine eigenständige Krankheit und auch nicht der Name eines Nervs, sondern ein Fremdwort, das „Beinschmerzen" bedeutet. Es können also alle Erkrankungen, die zu Beinschmerzen führen, als Ischias bezeichnet werden. Es ist aber natürlich in jedem Fall eine genauere Diagnose erforderlich, um herauszufinden,

– ob die (nicht „der") Ischias darauf beruht, daß einer der zahlreichen Nervenstränge, die das Bein versorgen, entzündet ist,

– ob die Reizung dadurch entsteht, daß eine Geschwulst im kleinen Becken auf die durchtretenden Nervenwurzeln drückt,

– ob die Schmerzen durch eine Entzündung oder durch andere Erkrankungen des Hüftgelenks zustandekommen,

– oder ob die aus der Wirbelsäule austretenden Nervenwurzeln, die ins Bein ziehen, durch eine Einengung der Durchtrittsstelle im Zwischenwirbelkanal behindert sind,

– und ob diese Behinderung durch eine entzündliche Verdickung des umgebenden Bindegewebes oder durch den Druck eines Bandscheibenbruches (Diskushernie, Bandscheibenvorfall, sogenannte „Bandscheibe") oder durch Einengung des Zwischenwirbelkanals infolge einer Wirbelverschiebung verursacht ist.

Die Verschiebung von Wirbeln kann wiederum durch einen Unfall, durch eine unglückliche Bewegung, durch einen Bänderriß oder durch degenerative oder entzündliche Veränderungen der Wirbelsäule selbst zustande gekommen sein. Tochtergeschwülste von Krebs können im Bereich der Wirbelsäule auf austretende Nervenwurzeln drücken; im Bindegewebe kann Harnsäure abgelagert sein; es können krankhafte Verkrümmungen (Skoliose) der Wirbelsäule durch frühere Rachitis oder später durch Vitalstoffmangel entstanden sein; eine Tuberkulose kann Wirbel zerstört haben, oder es können Entzündungen der Wirbelgelenke die vorbeiziehenden Nerven in Mitleidenschaft ziehen.

All dies und noch manches andere kann Schmerzen im Bein hervorrufen, aber es ist trotzdem statthaft, diese Beschwerden mit dem Fremdwort Ischias zusammenzufassen. Wer es tut, gerät allerdings in den Verdacht, wissenschaftlich nicht auf der Höhe zu sein. Denn es ist modern, zu allem, was vom Nacken bis zur Großzehe weh tut, „Bandscheibe" zu sagen; dann ist der Kranke beruhigt. Daß der Hauptnerv des Beines Ischiadicus und nicht Ischias heißt, sei nebenbei bemerkt. Der Hinweis erscheint aber dringend nötig, da nicht nur Laien ständig von ihrem Ischiasnerv sprechen, sondern diese Unexaktheit bereits in die medizinische Fachliteratur eingedrungen ist.

Da sich also unter „Ischias" die verschiedenartigsten Krankheiten verbergen, gibt es keine Behandlung der Ischias, sondern nur der jeweiligen Krankheit, die dahintersteckt. Angesichts der mannigfaltigen in Betracht kommenden Möglichkeiten ist die Diagnose oft nicht einfach. Da hiervon die geeignetsten Heilmaßnahmen abhängen, gehören Ischiasfälle stets in die Hand eines erfahrenen biologischen Arztes.

Der Hexenschuß

Wie bei der Ischias verstecken sich unter dem Begriff „Hexenschuß" (Lumbago) dieselben eben erwähnten Krankheiten, nur mit dem Unterschied, daß der Schmerzbereich nicht in den Beinen, sondern in der Kreuzgegend liegt und daß der Schmerz, wie der Name sagt, wie angeschossen, plötzlich auftritt. Entsteht der Schmerz im Anschluß an eine brüske Bewegung, liegen meist mechanische Veränderungen im Bereich der Muskeln und Bänder vor. Hier ist logischerweise eine mechanische Behandlung in Form der Chiropraktik das Mittel der Wahl und entsprechend rasch hilfreich. Bei sich allmählich einstellenden Schmerzen sollte man dagegen nicht von Hexenschuß sprechen.

Erkrankungen der Wirbelsäule

Die Bandscheiben

Der Mensch hat 7 Halswirbel, 12 Brustwirbel und 5 Lendenwirbel. Damit diese Wirbel gegeneinander beweglich sind, sind Bandscheiben dazwischengelagert. Diese bestehen im äußeren Teil aus einem festen Faserring, im Zentrum befindet sich eine zähe, gallertige Masse. Wird nun durch degenerative Erkrankung des Bindegewebes der äußere Faserring brüchig, so kann etwas gallertige Kernmasse die Fasern des äußeren Ringes auseinanderdrängen und hervorquellen. Man nennt dies einen Bandscheibenvorfall. Man kann diesen Vorgang mit einem Leistenbruch vergleichen, wo Baucheingeweide schwaches Bindegewebe auseinanderdrängen und durch die inneren Bauchwandschichten hindurchtreten.

Wenn nun diese Masse beim Bandscheibenvorfall gerade an der Stelle durchquillt, wo die Nervenwurzeln, aus dem Rückenmark kommend, durch den Zwischenwirbelkanal durchtreten, dann drückt sie auf den Nerv und ruft in den Teilen des Kreuzes oder Beins, die vom betreffenden Nerv versorgt werden, Schmerzen hervor. Obwohl nun dieser Vorgang nicht häufig ist, werden seit dieser Entdeckung fast alle Schmerzen im Rücken und Bein in einer unzulässigen Verallgemeinerung als „Bandscheibe" bezeichnet.

Manche Fälle von echtem Bandscheibenvorfall werden nur in Ordnung kommen, wenn die vorgequollene Masse operativ entfernt wird. Da aber die Kernmasse nicht in jeder Körperlage durch den Faserring hindurchgepreßt wird, sondern bei bestimmter Lagerung zurückschlüpfen kann, besteht auch die Möglichkeit der Ausheilung ohne Operation. Die schwache Bindegewebsstelle im Faserring kann narbig verheilen und den Durchtritt der Kernmasse verhindern.

Der Aussagewert des Röntgenbildes

Beim weitaus größten Teil der sogenannten Bandscheibenschäden handelt es sich aber nicht um solche Vorfälle, sondern um degenerative Vorgänge am gesamten Bindegewebs- bzw. Bandapparat der Wirbelsäule, der sehr kompliziert ist.

Wenn die Bandscheiben selbst mitbetroffen sind, kann man dies im Röntgenbild manchmal als Verschmälerung des Raumes zwischen den Wirbeln erkennen. Die Zwischenwirbelscheiben selbst sind im Röntgenbild nicht erkennbar; nur die kalkhaltigen Wirbel geben einen Schatten. Auch alle übrigen Weichteile im Bereich der Wirbelsäule, die Bänder, Muskeln, Sehnen und das übrige Bindegewebe, sind im Röntgenbild nicht erkennbar. Dies zu wissen ist außerordentlich wichtig, da die Bedeutung des Röntgenbildes vom Kranken sehr überschätzt wird und er falsche Schlußfolgerungen zieht.

Die Röntgenaufnahme der Wirbelsäule ist zum Ausschluß von Knochenerkrankungen und bestimmten anderen Erkrankungen sowie zur Erkennung von Verlagerungen und Verbiegungen der Wirbelsäule unentbehrlich. Da das Röntgenbild aber über die genannten Weichteile, die die knöcherne Wirbelsäule umgeben, direkt nichts aussagt, können die Erkrankungen dieser Teile röntgenologisch nicht erfaßt werden. Andererseits können erhebliche Veränderungen im knöchernen Bereich, also an den Wirbeln, vorhanden sein, und doch brauchen im Weichteilbereich keine wesentlichen Veränderungen vorzuliegen.

Manchen Patienten machen die sogenannten Randzacken, die im Röntgenbild an den Wirbelrändern zu sehen sind, große Sorgen, obwohl sie nichts Schlimmes bedeuten. Es handelt sich dabei nicht etwa um spitze Knochenauswüchse, die sich in die Weichteile spießen und Schmerzen hervorrufen, wie es sich die Kranken meist vorstellen, sondern es sind lediglich die normalen Sehnenansätze durch Kalkeinlagerung sichtbar geworden. Diese Verkalkung der Weichteile ist zwar ein Zeichen der ernährungsbedingten Schädigung des Bindegewebsapparates, wie sie Kollath klassisch in seinen Tierfütterungsversuchen erzeugen konnte – im Band 1 dieser Schriftreihe ist darüber ausführlich berichtet –, sie haben aber keine andere Wertbedeutung als etwa die Feststellung, daß der betreffende Mensch plombierte Zähne und eine Parodontose hat.

Man kann den Zustand des Bindegewebes eines Menschen sehr einfach beurteilen, indem man sein Gebiß betrachtet. Man kann sich diesen Überblick aber auch auf umständlichere und kostspieligere Weise verschaffen, indem man eine Röntgenaufnahme der Wirbelsäule anfertigt. Die degenerativen Erkrankungen in der Mundhöhle und an der Wirbelsäule sind parallele Vorgänge.

Die im Röntgenbild sichtbaren Veränderungen am Knochen lassen aber keine sicheren Rückschlüsse auf entsprechende Veränderungen an den Weichteilen zu. Dies sei besonders für die

Kranken gesagt, die das Röntgenbild überbewerten, weil sie glauben, man könne auf dem Bild „alles" sehen. Vor allem muß der Kranke wissen, daß die Rückenschmerzen nicht vom Knochen herrühren, sondern von den Weichteilen. Es können daher schwerste Knochenveränderungen sichtbar sein, ohne daß der Kranke Beschwerden hat, und umgekehrt können ohne Knochenveränderungen stärkste Schmerzen vorhanden sein.

Dies zu wissen ist auch deshalb wichtig, weil mancher Kranke sich von einer systematischen Behandlung abhalten läßt, da er wegen der sichtbaren Veränderung auf dem Röntgenbild entmutigt ist und daraus den Schluß zieht, sein Leiden könne nicht mehr gebessert werden. Natürlich lassen sich die Knochenverformungen nicht mehr beseitigen, aber die Veränderungen in den Weichteilen, die die Schmerzen verursachen, sind durch Behandlung beeinflußbar. Dies gilt insbesondere für die Osteoporose. Die im Röntgenbild sichtbare Entkalkung des Knochens ist nicht, wie es den Patienten oft erklärt wird, die „Ursache" ihrer Beschwerden, sondern lediglich eine Teilerscheinung im gesamten Krankheitsbild des geschädigten Bewegungsapparates. Sie ist das Symptom einer Störung des Mineralhaushaltes. Mit anderen Worten: Das

Einzelsymptom hat die gleiche Ursache wie die zugrundeliegende Gesamterkrankung. Sie liegt allein in Ernährungsfehlern.

Die Wirbelsäule schützt das Rückenmark und die Nervenstränge

Der Bau und die Funktion der Wirbelsäule sind ein Wunderwerk. Einerseits wird das Rückenmark durch den knöchernen Kanal, den die Wirbel bilden, so hervorragend geschützt, daß Gewalteinwirkungen von außen kaum eine Verletzung der hochwichtigen Nervenbahnen des Rückenmarks zulassen, und andererseits ist dieser knöcherne Schutzmantel so konstruiert, daß er Bewegung nach allen Seiten zuläßt. Dies ist eine geniale Lösung. Nur an einer Stelle ist zwischen zwei Wirbeln ein kleiner Durchlaßtunnel für die aus dem Rückenmarkskanal abschnittsweise austretenden Nervenstränge, die sogenannten Nervenwurzeln, freigelassen, aber so, daß kein überschüssiger Raum übrigbleibt. Kommt es nun durch entzündliche Vorgänge oder durch Ablagerungen krankhafter Stoffwechselprodukte zu einer Verdickung oder Verquellung des Gewebes, so werden die durchtretenden Nerven eingeengt. Eine Einengung der

Durchtrittsstellen kann auch durch eine geringgradige Wirbelverschiebung zustande kommen.

Ein Wirbel ist „raus"

Es ist verständlich, daß eine entzündliche Erkrankung eine andere Behandlung erfordert als Ablagerungen oder mechanische Verschiebungen. Überall da, wo mechanische Momente eine Rolle spielen, ist auch eine Behandlung mit mechanischen Methoden, z. B. mit Chiropraktik, hilfreich. Blockierte Gelenke können durch entsprechende Handgriffe gelöst werden, was sich mitunter auch durch ein knackendes Geräusch anzeigt. Oft hört man von Kranken, daß bei ihnen ein Wirbel „raus" sei und wieder eingerenkt werden müsse. Diese Annahme beruht auf falschen Vorstellungen.

Natürlich kann ein Wirbel nicht aus dem festgefügten Verband der Wirbelsäule ausbrechen. Er wird durch ein System fester Bänder in seiner Lage gehalten. Eine Querverschiebung eines Wirbels gegen seinen Nachbarwirbel um 1 cm hätte bereits eine Querschnittslähmung oder den Tod zur Folge, je nachdem in welcher Höhe des Rückenmarks dieses Ereignis stattfände. Solche Möglichkeit besteht aber nur bei schweren Gewalteinwirkungen. Auch in diesen Fällen kommt es eher zu Abrissen von Teilen des starren und unelastischen Knochens, als daß ein Band reißt. Und selbst bei schwersten Krankheiten der Wirbelsäule kommt es nicht zu so ernsten Bänderzerstörungen, daß Wirbel nach der Seite, nach vorn oder nach hinten heraustreten können. Bei den zahlreichen Fällen von Schmerzen im Kreuz und im Nacken, bei denen eine Lockerung durch chiropraktische Behandlung hilft, handelt es sich um ganz andere Zustände. Die Schmerzen treten meist nach einer körperlichen Belastung oder besonderen Bewegungen auf. Es kann dabei zur Blockierung in einem der zahlreichen Wirbelgelenke kommen, die durch Bänder und Muskeln gehalten werden. Jeder Wirbel ist mit dem nächsten durch drei Gelenkpaare verbunden, und von jedem einzelnen Wirbel ziehen außerdem Bänder und Muskeln zu sämtlichen darüber- und darunterliegenden; es handelt sich somit um ein außerordentlich kompliziertes Muskel- und Bändersystem. Die degenerativen Vorgänge, die sich als Folge zivilisatorischer Ernährung am Bewegungsapparat abspielen, führen zu mannigfachen Funktionsstörungen, die sich als einseitige Verspannungen im Muskel- und Bindegewebsapparat, reaktive Schwellungen, Verkrampfungen (Muskelhartspann) und Gelenkblockierungen in extremer Fehlstellung äußern können. Die Krankheitserscheinungen bleiben aber nicht auf den Ort der Störung beschränkt, sondern wirken sich auch an den anderen Organen aus, die im zugehörigen Versorgungsgebiet der Nerven liegen. Lokkernde und entspannende Maßnahmen durch Massage, Wärme und chiropraktische Behandlung sind hier hilfreich.

Die segmentale Gliederung und die segmentale Behandlung

Die Nervenversorgung aller Körperteile, der Haut, der darunterliegenden Gewebe und der Organe in der Tiefe geschieht in bestimmten Abschnitten, sogenannten *Segmenten*. Die Segmente werden nach den ihnen entsprechenden Wirbeln bezeichnet: Jedes Nervenpaar, das zwischen zwei Wirbeln austritt, entspricht einem Segment und versorgt einen ganz bestimmten Körperabschnitt. Im Segmentplan kann wie auf einer Landkarte nachgesehen werden, in welcher Höhe der Wirbelsäule, d. h. zwischen welchen Wirbeln die Nerven austreten, die zum Beispiel auf die Außenseite des rechten Fußes oder zur Gallenblase ziehen.

Wenn umgekehrt an der Außenseite des rechten Fußes oder im Bereich der Gallenblase Schmerzen auftreten, so kann man genau sagen, in welchem Wirbelsäulenabschnitt die Nerven, die dieses Gebiet versorgen, aus dem Wirbelkanal austreten.

Ein Reizzustand in einem bestimmten Wirbelsäulengebiet wird daher zu einer Störung der zu diesem Segment gehörenden inneren Organe führen können. Umgekehrt kann aber durch die Störung eines Körperabschnitts oder Organs auch das Segment beeinflußt werden. Deshalb ist die Wirkung jeder Wirbelsäulenbehandlung nicht nur auf den Ort der Behandlung beschränkt, sondern sie erstreckt sich auf das ganze Segment.

Man kann sich dies für die Behandlung innerer Organe zunutze machen; man nennt sie „segmentale Behandlung" oder „Behandlung über das Segment". Wir wissen zum Beispiel, daß sogenannte Herzschmerzen nichts mit dem Herzen selbst zu tun haben, sondern durch Reizzustände an anderer Stelle des Segmentes zustande kommen.

Daß solche Zusammenhänge zwischen Rükken bzw. Wirbelsäule und den inneren Organen bestehen, haben die Osteopathen in Amerika schon vor hundert Jahren gewußt; sie haben sie beschrieben und mit Erfolg danach behandelt. Diese Methode wurde bis in die jüngste Zeit von der exakten Wissenschaft, die sich dies nicht erklären konnte, als Kurpfuscherei angesehen, bis sie jetzt durch die modernen Forschungen allmählich doch zur wissenschaftlichen Anerkennung gelangt ist. In der Hand des Erfahrenen ist die Segmentbehandlung eine der erfolgreichsten Heilmethoden.

Die Chiropraktik

So müssen auch die chiropraktischen Eingriffe an der Wirbelsäule als segmentale Behandlung aufgefaßt werden, und nur so sind ihre manchmal verblüffenden Erfolge am gesamten Organismus verständlich. Man hat deshalb diese Behandlung auch als einen Stoß ins Vegetativum bezeichnet, denn bei den Nerven, die zu den inneren Organen ziehen, handelt es sich ja um Anteile des vegetativen Nervensystems. Es wurde aber schon immer beobachtet, daß die Besserung von Störungen in *einem* Segment mit einer Besserung von Störungen in anderen Segmenten und meist auch mit einer Hebung des Allgemeinbefindens einherging. Die Erklärung liegt darin, daß die vegetativen Segmente durch den Grenzstrang, der eine vor der Wirbelsäule herunterziehende Längsverbindung darstellt, miteinander in Verbindung stehen.

Wirbelsäulenbehandlung wirkt auf den ganzen Menschen

Damit wird zugleich noch etwas anderes deutlich, daß nämlich mit einer Behandlung der Wirbelsäule in diesem Sinne niemals eine Behandlung der Knochen, also der einzelnen Wirbel, gemeint sein kann. Dies sieht der Kranke meist ganz falsch; er meint, *ein* Wirbel sei krank, dieser sei die Ursache allen Übels, und wenn dieser Wirbel wieder in Ordnung sei, sei alles wieder gut. Der knöcherne Wirbel ist hier ganz ohne Belang; man kann ihn zwar als Orientierungsmerkmal im Röntgenbild benützen, aus dem manches abzuleiten ist, aber nur durch die umgebenden Weichteile, die Muskeln, Sehnen, Bänder und die sie versorgenden Gefäße und Nerven wird die Wirbelsäule zu einem funktionierenden Organ. Wenn also von der Wirbelsäule, ihren Erkrankungen und ihrer Behandlung gesprochen wird, so ist damit immer dieses komplizierte, ein Ganzes darstellende Organ gemeint.

Es gibt eine Reihe von Gelenkerkrankungen, die nicht nur ein Gelenk befallen, sondern sich als Systemerkrankungen dadurch auszeichnen, daß immer mehrere Gelenke betroffen sind. In Anbetracht der besonderen Verhältnisse an der Wirbelsäule wird es einleuchten, daß ein entzündetes Gelenk, etwa an der Hand, sich in anderen Beschwerden äußern wird als ein entzündetes Wirbelgelenk. In der Umgebung der Hand bestehen nicht die komplizierten Verhältnisse, wie sie sich an den Wirbelgelenken durch ihre unmittelbare Nachbarschaft mit den aus dem Rückenmark kommenden Nerven ergeben. Zugleich ist nun auch verständlich, daß die Beinschmerzen bei einer „Ischias" ihren Krankheitsherd meist nicht im Bein, sondern in Segmenten der Wirbelsäule haben.

Die Gelenkerkrankungen

Zum besseren Verständnis einer anderen Sparte rheumatischer Erkrankungen, der Gelenkerkrankungen, ist es vorteilhaft, diese in zwei Gruppen einzuteilen: die *entzündlichen* Formen – *Arthritiden* genannt – und die *degenerativen* Formen als Ausdruck von Stoffwechselstörungen, die als *Arthrosen* bezeichnet werden.

Da sich das Lebendige nicht an schematische Einteilungen hält, treffen wir in der Praxis häufig Mischformen an. Zu den Entzündungen gesellen sich degenerative Vorgänge; man kann dann von einer Arthritis mit arthrotischem Einschlag sprechen. Oder auf arthrotische Prozesse pfropfen sich entzündliche Vorgänge auf, dann ist dies eine Arthrosis mit arthritischem Einschlag.

Diese Unterscheidung hat nicht nur theoretisches Interesse, sondern auch praktische Bedeutung. Die Arthrosen sind nämlich therapeutisch viel besser beeinflußbar als die Arthritiden. Wenn jene frühzeitig erfaßt und richtig behandelt werden, können sie oft so weit gebessert werden, daß man von Heilungen sprechen kann. Bei vielen Arthritiden ist eine Heilung nur in beschränktem Maße möglich.

Das einfachste *Unterscheidungsmerkmal* ist die Blutkörperchen-Senkungsgeschwindigkeit, einfach *Blutsenkung* genannt. Manche Gelenkerkrankungen sind in ihrem Verlauf und in ihren Erscheinungsformen so charakteristisch, daß die Blutsenkung zur Diagnose nicht nötig wäre. Trotzdem ist sie bei diesen Erkrankungen eine unschätzbare Hilfe, weil sie bei Arthrosen den entzündlichen Anteil erkennen läßt und bei den rein entzündlichen Formen einen guten Anhalt für den Schweregrad der Erkrankung und später für den Behandlungserfolg gibt.

Es gibt eine Blutuntersuchung, bei welcher der sogenannte *Rheumafaktor* festgestellt wird. Da diese Bezeichnung von manchen mißverstanden wird, sei sie besonders erwähnt. Der „Rheumafaktor" ist nur bei der primär chronischen Polyarthritis (siehe Seite 69 ff.) positiv, und auch dort nicht in allen Fällen. Bei allen anderen Erkrankungen des rheumatischen Formenkreises ist er negativ. Dies führt dazu, daß manche Patienten, die an einem eindeutigen Gelenkrheumatismus (Arthritis, Polyarthritis) leiden, bekümmert sind, weil „man" immer noch nicht wisse, was für eine Krankheit sie haben. „Rheuma" könne es ja nicht sein, da der Rheumafaktor negativ sei.

Eine Belehrung darüber, was es mit dem Rheumafaktor auf sich hat, bedeutet dann eine große Beruhigung.

Praktisch ist diese Blutuntersuchung nur von wissenschaftlichem Interesse; für die Behandlung gibt sie keine spezifischen Hinweise.

Die Arthrosen und ihre Behandlung

Die Arthrosen sind die reinsten Formen der ernährungsbedingten Zivilisationskrankheiten. Aus dem, was über die Ursachen gesagt wurde, leitet sich die Behandlung folgerichtig so ab:

Die Fabriknahrungsmittel müssen weitgehend gemieden werden. Je geringer der Anteil an Nahrungsmitteln ist, die durch Erhitzung, Konservierung und Präparierung denaturiert sind, um so größer ist der Erfolg. *Der Bedarf an Vitalstoffen muß durch natürliche Lebensmittel gedeckt werden.* Je größer dieser Anteil ist, desto größer wird der Erfolg sein. Praktisch gestaltet sich der Kostplan folgendermaßen:

1. Nahrungsmittel, die gemieden werden müssen:

a) Das raffinierte Kohlenhydrat Fabrikzucker

Dazu rechnen alle industriell hergestellten Zuckerarten: der gewöhnliche Verbrauchszucker, braun oder weiß, der aus Zuckerrüben oder Zuckerrohr hergestellt und nach seiner chemischen Formel Rohrzucker ist, ferner der Traubenzucker, Fruchtzucker und Milchzucker, eben soweit sie in der Fabrik hergestellt sind, sogenannter Voll-Rohrzucker verschiedener Firmen, Konzentrate wie Rübensirup, Ahornsirup, Apfeldicksaft, Birnendicksaft, Ur-Zucker, Ur-Süße, sog. Vollrohrzucker, Sucanat, Melasse usw. Selbstverständlich gehören alle natürlichen Früchte, die Trauben- oder Fruchtzucker enthalten, nicht dazu; sie sind im Gegenteil erwünscht.

Das schädigende Prinzip aller Fabrikzucker besteht darin, daß sie einesteils als chemisch reine isolierte Stoffe keinerlei Vitalstoffe mehr enthalten und andererseits als „Vitamin-B-Räuber" wirken, wodurch zahlreiche Stoffwechselstörungen verursacht werden. Besonders die Störungen des Kalkstoffwechsels und damit des Knochenaufbaus sind für die Entstehung der Erkrankungen der Bewegungsorgane von Bedeutung. Diese Kalkstoffwechselstörungen, zum Beispiel Kalkmangel im Knochen (s. Osteoporose), kommen aber nicht durch Mangel an Kalk (Calcium) in der Nahrung zustande und sind auch nicht durch Zufuhr von Kalkpräparaten zu bessern. Es handelt sich vielmehr um Kalkverwertungsstörungen, die durch Mangel an Vitalstoffen, zum Beispiel von Vitamin D, zustande kommen. Schließlich rufen die Zuckerkonzentrate Unverträglichkeitserscheinungen im Verdauungssystem hervor, was dazu führt, daß die gesunderhaltenden natürlichen Lebensmittel wie Vollkornprodukte, frisches Gemüse sowie rohes Obst nicht vertragen und deshalb gemieden werden.

Einzelheiten darüber, wie die Schädigung durch Fabrikzucker zustande kommt, sind in meinem Buch „Zucker, Zucker ... krank durch Fabrikzucker"* ausgeführt.

Im einzelnen sind zu meiden: alle mit Fabrikzucker künstlich gesüßten Speisen und Getränke, Konditorwaren, Süßigkeiten (wie Schokolade, Pralinen, Bonbons), Speiseeis und Marmelade.

b) Alle Auszugsmehlprodukte

Unter Auszugsmehlen versteht man diejenigen Mehle, in denen die Randschichten und der Keim des Getreidekorns nicht mehr enthalten sind; dabei ist es gleichgültig, ob das Mehl aus Roggen oder Weizen hergestellt ist.

Das aus Roggen hergestellte Auszugsmehl heißt Graumehl, das Auszugsmehl aus Weizen heißt Weißmehl. Vom ernährungsphysiologischen Standpunkt besteht also zwischen Graubrot und Weißbrot kein Unterschied. Die Brote

---

* erhältlich im emu-Verlag, 5420 Lahnstein

und Teigwaren aus Graumehl und Weißmehl enthalten zu wenig Vitamin B 1.

Dieser Mangel wirkt sich besonders krankmachend aus, weil es außer dem Vollgetreide wenig Lebensmittel gibt, die ausreichende Mengen Vitamin B 1 enthalten.

Zu meiden sind im einzelnen: Graubrot, Weißbrot, weiße Brötchen, Zwieback, Kuchen, Nudeln und andere Teigwaren aus Weißmehl, Pudding und geschälter Reis.

c) Die Fabrikfette
Darunter versteht man die durch Raffination gewonnenen Öle und Fette. Die meisten Margarinen gehören dazu.

d) Tierische Eiweißprodukte
Eine starke Einschränkung von Fleisch, Wurst und anderen Trägern tierischen Eiweißes wie Milch, Quark, Käse, Eier und Fisch ist auch bei den Arthrosen zu empfehlen. Näheres über die Rolle des tierischen Eiweißes findet sich bei der Besprechung der Arthritisbehandlung (s. Seite 79 ff).

Lebensmittel, die unbedingt gegessen werden müssen:

a) Vollkornbrote aller Art

Darunter versteht man alle Brote, bei denen der Keim und die Randschichten des Korns mitgemahlen sind. Dabei ist es völlig belanglos, ob das Mehl grob oder fein gemahlen und aus welcher Getreideart das Brot hergestellt ist.

Ihre Bedeutung liegt im hohen Gehalt an Vitamin B 1 und anderen wichtigen Vitalstoffen, die nur im Keim und in den Randschichten enthalten sind. Die Keime enthalten außerdem noch Vitamine, die zwar noch nicht identifiziert sind, deren Existenz aber bei Tierfütterungen nachgewiesen ist. Ihr Fehlen wirkt sich allerdings erst nach langer Zeit aus, zum Teil erst in nachfolgenden Generationen. Auf die lange Anlaufzeit, die die Erkrankungen der Bewegungsorgane benötigen, wurde bereits hingewiesen.

b) Frischkorngerichte

Da das Vollkornbrot beim Backen erhitzt wird und einzelne Vitalstoffe hierdurch einen Wertverlust erleiden, ist täglich eine kleine Menge (etwa 3 Eßlöffel) unerhitzten Getreides unbedingt erforderlich. Dieses stellt eine Ergänzung zum Vollkornbrot dar, das allein nicht ausreicht, um die Arthrose zu verhüten. Das Frischkorngericht kann als Brei oder in Form von gekeimtem Getreide zubereitet werden.

Hier ist das Rezept des Frischkornbreis:

Der Frischkornbrei

Er wird aus Weizen oder Roggen oder aus einer Mischung verschiedener Getreidearten hergestellt. Von dieser Mischung werden 3 Eßlöffel (= etwa 50 g) durch eine Getreidemühle, in einem Mixapparat oder in einer alten (nicht neuen) Kaffeemühle grob geschrotet.

Das Mahlen muß jedesmal frisch vor der Zubereitung vorgenommen werden.

Dabei spielt es keine Rolle, ob die Getreidemühle mit Mahlsteinen oder einem Stahlmahlwerk arbeitet.

Nicht auf Vorrat mahlen! Das gemahlene Getreide wird mit ungekochtem, kaltem Leitungswasser zu einem Brei gerührt und 5–12 Stunden stehengelassen. Die Wassermenge wird so berechnet, daß nach der Quellung nichts weggegossen zu werden braucht. Nach

5–12 Stunden wird dieser Brei tischfertig gemacht durch Zusatz von frischem Obst (je nach Jahreszeit), Saft einer halben Zitrone, 1 Teelöffel Honig (nur manchmal; regelmäßig Honig kann Karies erzeugen), 1 Eßlöffel Sahne, geriebenen Nüssen, nach Art des Bircher-Benner-Müslis.

Solange verfügbar, sollte man immer einen Apfel hineinreiben und sogleich untermischen, bevor er braun wird. Der geriebene Apfel macht den Frischkornbrei besonders luftig und wohlschmeckend.

Es ist ohne Belang, zu welcher Tageszeit dieser Brei genossen wird.

Die Frischkornmahlzeit nach Evers

3 Eßlöffel Roggen **oder** Weizen (keine Mischung) werden über Nacht (etwa 12 Stunden) mit ungekochtem, kaltem Wasser eingeweicht. Am Morgen werden die Körner in einem Sieb mit frischem Wasser gespült. Tagsüber bleiben sie trocken stehen. In der zweiten Nacht werden sie wieder mit Wasser übergossen, am nächsten Morgen wieder gespült. Dieser Vorgang wird so lange fortgesetzt (im Durchschnitt 3 Tage), bis die Körner keimen und die Keimlinge ca. ⅓ cm lang sind. In der Keimzeit sollen die Körner möglichst bei Zimmertempe-

ratur stehen (d.h. nicht zu kalt und nicht zu warm). Diese gekeimten Körner können mit Zutaten versehen werden, wie beim Frischkornbrei angegeben. Sie sind gründlich zu kauen.

c) Frischkost

Unter Frischkost versteht man rohe Gemüse und rohes Obst. Das Gemüse wird am besten als Salat zubereitet. Die Frischkost garantiert die Zufuhr der wasserlöslichen Vitamine und der Mineralien in einem ausgewogenen natürlichen Verhältnis.

Wird Gemüse und Obst nur in gekochter Zubereitung verzehrt, kommt es zur Ausbildung der Parodontose, die, wie wir gesehen haben, eine Parallele zur Arthrose darstellt. Deshalb ist der Frischkostanteil in der Nahrung ebenfalls von entscheidender Bedeutung.

Im Hinblick auf den verschiedenen Gehalt an Mineralstoffen in den einzelnen Teilen der Pflanzen – Wurzeln, Blatt, Blüte, Frucht – empfiehlt es sich, bei der Zusammenstellung der Rohkostplatten möglichst zwei unter der Erde und zwei über der Erde gewachsene Pflanzenteile auszuwählen.

Die folgenden Rezepte sollen lediglich eine

Anleitung bzw. Vorschläge sein; sie können selbstverständlich nach Bedarf beliebig abgewandelt werden. Es empfiehlt sich jedoch, naturbelassene Öle bzw. Sahne zu verwenden, die durch ihren Gehalt an fettlöslichen Vitaminen und ungesättigten Fettsäuren eine notwendige Ergänzung bilden.

Zubereitung der Frischkost

1. Über der Erde gewachsen
Blattsalat etwas zerschnitten, mit Sahne, Öl, Zitrone und grünen Kräutern;

Blumenkohl fein gerieben, mit Nüssen, Kokosflocken und frischer Sahne;

Gurken mit der Schale in feine Scheiben geschnitten, mit Bioghurt, Öl, Dill, Petersilie, Schnittlauch, auch mit Tomatenscheiben;

Kohlrabi mit Öl, grüner Petersilie und Zwiebeln oder mit süßer Sahne und gemahlenen (gehackten) Nüssen;

Kürbis mit roter Bete gerieben, mit Äpfeln, Nüssen, saurer Sahne;

Rotkohl fein geschnitten, mit Öl, Zitrone, Äpfeln;

Sauerkraut entweder ohne Zutaten oder mit etwas Sonnenblumenöl, feingeschnittener Zwiebel, geriebenem Meerrettich;

Spinat in feine Streifen geschnitten, mit Öl, Zitrone und Zwiebeln;

Tomaten in Scheiben, mit Öl und Zwiebeln oder Schnittlauch;

Weißkohl fein gewiegt, mit Öl, Zitrone, Schnittlauch;

Obstsalat aus Obst der Jahreszeit und Südfrüchten, eventuell mit gehackten Nüssen oder geschlagener Sahne.

2. Unter der Erde gewachsen

Möhren entweder gerieben, mit geriebenen Äpfeln, gemahlenen Nüssen und Zitronensaft, oder als Salat zu Streifen geraspelt oder in feine Scheiben geschnitten (gehobelt), mit feingeschnittener (gehackter) Zwiebel, Öl, Zitrone, Schnittlauch und Petersilie;

Pastinaken fein gerieben, mit Zitrone, süßer Sahne, gehackten oder gemahlenen Nüssen oder als Salat wie Möhren;

Rettich und Radieschen in feine Scheiben geschnitten, mit etwas Vollmeersalz und grüner Petersilie, Schnittlauch, Dill;

Rote Bete fein gerieben, mit Äpfeln, Zitrone, saurer Sahne und Nüssen;

Schwarzwurzeln fein gerieben, vermengt mit süßer Sahne und Kokosflocken;

Sellerie fein gerieben, mit Äpfeln, Nüssen, Öl;

Steckrüben fein gerieben, mit Sahne, Zitrone, Öl, Petersilie;
Topinambur grob gerieben, mit etwas Öl und Nüssen.

d) Naturbelassene Fette

Damit sind Fette gemeint, die nicht durch chemische Prozesse (Raffination) verändert sind. Die wichtigsten Vertreter sind die Butter, womöglich aus nicht pasteurisierter Milch, und die durch Pressung gewonnenen Öle. Es wird empfohlen, mit den Ölsorten zu wechseln.

Angesichts der weltweiten Werbung für Margarine, durch die sich viele Unwissende die Butter haben verleiden lassen, erscheint der Hinweis nötig, daß Butter ein natürliches Lebensmittel ist, dessen Genuß niemals Krankheiten hervorrufen kann. Es liegen genug wissenschaftliche Daten vor, aus denen die überragende Stellung der Butter unter den Fetten hervorgeht.

Näheres über die Bedeutung der Butter finden Sie im Band 5 dieser Buchreihe, „Herzinfarkt, Herz-, Gefäß- und Kreislauferkrankungen", im Band 1 „Unsere Nahrung – unser Schicksal" und im Band 15 „Cholesterin – Gefahr für Leib und Seele?"*.

---

* emu-Verlag, 5420 Lahnstein

3. Speisen, die erlaubt sind:

Alle Speisen, die unter 1 nicht erwähnt sind, sind erlaubt.

Was durch diese Ernährungsform erreichbar ist

Wird diese Ernährungsform von Jugend an durchgeführt, so ist die Entwicklung arthrotischer Zustände nicht möglich, genausowenig wie die Entstehung einer Parodontose.

Besteht aber bereits eine Arthrose, so kommt für eine Heilung – strenggenommen – auch diese Ernährungsbehandlung zu spät. Denn sie kann nicht ungeschehen machen, was in 30–40 Jahren, allerdings in einer unbemerkten Entwicklung, entstanden ist. Auch hier kann man die Parodontose zum Vergleich heranziehen: Der knöcherne Kiefer, der sich so weit zurückgebildet hat, daß der Zahnhals freiliegt, wächst nicht mehr nach.

Von dem Tag an, an dem die vollwertige Ernährung einsetzt, kommt allerdings das Fortschreiten des degenerativen Prozesses zur Verlangsamung oder zum Stillstand. Formveränderungen, die bereits im Röntgenbild sichtbar

sind, bilden sich aber nicht mehr zurück. Bei
weit fortgeschrittenen Arthrosen kann zum Beispiel im Röntgenbild eine Verschmälerung des
Gelenkspaltes sichtbar sein, die dadurch entstanden ist, daß die den Knochen im Gelenk
überziehende Knorpelschicht dünner geworden
ist. Dieser zerstörte Knorpelanteil des Gelenkes
erneuert sich nicht.

Schon daraus geht hervor, wie wichtig es ist,
so früh wie möglich, also schon bei den ersten
leichten Symptomen, die verursachenden Fehler
abzustellen und eine vollwertige Ernährung zu
beginnen. Solange im Röntgenbild noch keine
sichtbaren Veränderungen am Knochen bzw.
Knorpel nachweisbar sind und die Veränderungen sich erst in den umgebenden Weichteilen
(Sehnen, Bändern, Muskelansätzen) abspielen,
besteht noch die große Chance, daß der Prozeß
völlig zum Stillstand kommt und sich nicht die
Formveränderungen (Arthrosis deformans) ent-
wickeln, die für spätere Stadien charakteristisch
sind. Das bedeutet praktisch, daß im Früh-
stadium noch eine bleibende völlige Beschwer-
defreiheit zu erzielen ist, was einer klinischen
Heilung gleichkommt.

Damit wird deutlich, daß Erzielung von Be-
schwerdefreiheit und Heilung nicht gleichbedeutend sind. Das Bestehenbleiben von Form-

veränderungen muß also nicht heißen, daß die Beschwerden unbeeinflußbar sind. Darin liegt eben der große Erfolg der beschriebenen Ernährungsbehandlung, daß sie selbst in weit fortgeschrittenen Fällen noch eine erhebliche Verringerung der Beschwerden und eine wesentliche Besserung der Funktion erreichen kann. Leider lassen sich jedoch Patienten, deren Arthrose schon weit fortgeschritten ist, wegen eines schlechten Röntgenbefundes oft von einer Behandlung abhalten, da sie wissen, daß der Röntgenbefund nicht mehr gebessert werden kann. Sie verkennen, daß trotzdem noch eine Linderung der Beschwerden und manchmal auch eine Besserung der Beweglichkeit erzielbar ist. Selbstverständlich müssen die Grundsätze der vollwertigen Heilkost um so strenger durchgeführt werden, je schwerer das Krankheitsbild und je weiter fortgeschritten das Stadium ist.

Bei schweren Fällen: reine Frischkost

Bei schweren Fällen ist das Mittel der Wahl reine Frischkost, die über lange Zeit durchgeführt wird. Damit lassen sich noch Erfolge erzielen, die angesichts der starken anatomischen

Veränderungen (Deformierungen) und der beträchtlichen Bewegungseinschränkung eigentlich kaum zu erwarten wären.

Wie lange der Patient diese strenge Kostform durchführt, ist allein vom Grad seines Gesundungswillens abhängig. Je länger er dabei bleibt, um so mehr wird er erreichen.

Bei anderen Kranken genügt zunächst eine mehrwöchige Frischkostbehandlung – natürlich kombiniert mit anderen Heilmaßnahmen –, um einen so guten Zustand zu erreichen, daß dieser Erfolg anschließend mit der oben beschriebenen Vollwertkost gesichert werden kann. Dabei soll der Frischkostanteil (Rohgemüse, rohes Obst und Frischkornbrei) mindestens ein Drittel der Gesamtnahrung ausmachen. **Je größer der Frischkostanteil, desto größer der Erfolg.**

Damit ist dem Patienten sein Schicksal weitgehend in seine eigene Hand gelegt. Nachdem das nötige Wissen vermittelt ist, trägt er selbst die Verantwortung und kann entscheiden, wieviel ihm seine Gesundheit wert ist.

Die Fastenkur

Als kurzzeitige, aber wirksame Heilmaßnahme ist auch die Fastenkur zu nennen. Sie ist besonders angezeigt bei solchen Erkrankungen des Bewegungsapparates, bei denen neben Vitalstoffmangel eine partielle Überernährung, zum Beispiel mit tierischem Eiweiß und raffinierten Kohlenhydraten, eine Rolle spielt. Die Fastenkur eignet sich in diesen Fällen als einleitende Maßnahme. Ein bleibender Erfolg ist aber nur zu erzielen, wenn sich eine dauernde biologisch vollwertige Ernährung im obigen Sinne anschließt. Die ständige Beibehaltung der vollwertigen Heilkost verspricht im Laufe der Zeit eine weitere Besserung; auf alle Fälle ist damit ein Stillstand zu erzielen.

Die Hüftgelenkarthrose ist schwer beeinflußbar

Die Hoffnung auf Besserung muß allerdings bei Hüftgelenkarthrosen eingeschränkt werden, denn sie sind von allen Arthrosen am schlechtesten zu beeinflussen. Dies hängt mit den anatomischen Verhältnissen des Hüftgelenks zusammen. Der Hüftkopf ist in der Blutversorgung ein

Endstromgebiet; deshalb sind nach Schenkelhalsbrüchen degenerative Veränderungen des Hüftkopfes eine häufige Komplikation. Es liegt beim Hüftkopf insofern eine anatomische Besonderheit vor, als von allen Gelenken er allein noch eine zusätzliche Blutversorgung über ein Band hat, das von der Hüftpfanne direkt zum Kopf zieht. Wenn die kleine Arterie dieses Bandes durch arteriosklerotische Veränderungen verschlossen ist, ist die Versorgung des Hüftkopfes erschwert, was ebenfalls zu degenerativen Veränderungen im Sinne einer Arthrose führt.

Diese Verhältnisse erklären die besondere Neigung des Hüftgelenks zum relativ raschen Fortschreiten der zerstörenden und degenerativen Prozesse und ihre schwere therapeutische Beeinflußbarkeit. Deshalb ist gerade bei Hüftgelenkarthrosen eine frühzeitige und strenge Ernährungsbehandlung dringend erforderlich. Da die Arteriosklerose und die Arthrose gemeinsame Ursachen haben – sie liegen in der Zivilisationskost –, kommen sie häufig kombiniert vor.

Die Osteoporose

Die Kalkarmut des Knochens (Osteoporose) ist, wie wir bereits gesehen haben, Ausdruck einer Störung des Mineralstoffwechsels und ein Teilsymptom der degenerativen Veränderungen im Bewegungsapparat. Deshalb ist es bei einer Osteoporose vor allem notwendig, die Ernährung in der dargestellten Weise umzustellen. Die Erfolge dieser Ernährungsbehandlung sind gerade bei der Osteoporose hervorragend.

Weil die Zusammenhänge zwischen Fehlernährung und Osteoporose meist nicht bekannt sind, wird die Kalkarmut des Knochens vielfach als die Schmerzursache angesehen. Zudem führt die Verkennung der Tatsache, daß die Osteoporose lediglich ein Teilbild der ernährungsbedingten Degeneration im Bewegungssystem ist, zu merkwürdigen Vorstellungen über ihre Entstehung und dementsprechend zu erfolglosen Behandlungsmethoden. Aus Verlegenheit erklärt man den Kalkmangel dann mit dem Alter. Dieser Denkweise entspricht es, wenn als therapeutisches Mittel Abkömmlinge männlicher Hormone empfohlen werden, die als sogenannte Anabolika den Stoffwechsel günstig beeinflussen sollen. Diese Methode ist verfehlt; sie muß auch deswegen abgelehnt werden, weil sie zu Nebenwirkungen führt und weil die ursächlichen Ernährungsfehler in diesem Falle beibehalten werden.

Lebertran und medikamentöse Mineralstoffgemische können die Ernährungsbehandlung wirksam unterstützen. Die Bedeutung des Vitamin-D-haltigen Lebertrans für die Steuerung des Kalkhaushaltes ist ja von der Rachitis her bekannt. Als Kalkstoffwechselstörung kann man die Osteoporose des Erwachsenen in gewissem Sinne mit der Rachitis bei Jugendlichen vergleichen. In beiden Fällen ist die ungenügende Kalkeinlagerung in die Knochen nicht durch einen Kalkmangel in der Nahrung, sondern durch das Fehlen steuernder Wirkstoffe, zum Beispiel des Vitamin D, bedingt.

Da der Knochen nicht nur Calcium, sondern auch das Element Fluor in einer komplexen organischen Verbindung enthält, wird nun in Unkenntnis der wahren Ursachen versucht, die Krankheit mit fluorhaltigen Präparaten, sogenannten Fluoriden, zu behandeln. Diese Methode ist einfach schon deshalb falsch, weil es sich bei der Osteoporose genausowenig um eine Fluormangelkrankheit handelt wie um eine Calciummangelkrankheit. Die Verordnung von fluoridhaltigen Präparaten ist daher nicht nur falsch und erfolglos, sondern sogar gefährlich.

Die Arthrose ist keine Verschleißkrankheit

Wenn diese Tatsachen und Zusammenhänge mehr bekannt wären, würde es nicht vorkommen, daß der größte Teil der Patienten zu spät zu einer solchen sinnvollen und wirklich hilfreichen Behandlung kommt. Hieran hat wirklich nur mangelndes Wissen die Schuld. Den Kranken wird fälschlicherweise gesagt, es handle sich um Verschleiß- und Alterserscheinungen oder um eine Aufbrauchkrankheit, bei der eben nichts zu machen sei. Zum Trost wird der Kranke fast jedes Jahr ins Bad oder zu einer Kur geschickt, was für die Versicherungsträger hinausgeworfenes Geld und für den Kranken einen Schaden bedeutet, denn die Kuren vermögen die Entwicklung nicht aufzuhalten. Dem Kranken wird vorgegaukelt, er tue schon etwas gegen seine Krankheit, und die Heilbehandlung mit vitalstoffreicher Kost wird dadurch versäumt. Hier könnte durch Aufklärung unendliche Not verhütet werden.

Viel gehen ist ein schlechter Rat

Es gibt bei den Arthrosen der Knie und Hüften noch einen leidigen Punkt; das ist der übliche falsche Rat, möglichst viel zu gehen. Der Kranke, der sich daran hält, hat nur Nachteile; er bekommt mehr Schmerzen und die Krankheit verschlimmert sich rascher. Es treten Reizzustände auf, die erst nach längerer Ruhe wieder abklingen. Aber leider wird der Kranke dadurch, daß er immer wieder erlebt, wie Ruhe bessert, nicht schlau, sondern er gibt sich größte Mühe, viel zu belasten, weil er sich dadurch einen Erfolg verspricht. Das Gegenteil ist richtig: *Ein arthrotisches Gelenk braucht viel Schonung, je mehr, desto besser.*

Wie kommt es aber zum falschen Rat, sich viel zu bewegen? Wenn man ein Gelenk, ein gesundes oder krankes, im Gipsverband absolut ruhigstellt, bekommt ihm das sehr schlecht. Ein Gelenk braucht den funktionellen Reiz der Bewegung. Durch Ruhigstellung versiegt die Gelenkschmiere, die Muskeln verkümmern, die Sehnen verkürzen sich, und in kurzer Zeit kommt es zur Versteifung. Dies gilt in besonderem Maße für kranke Gelenke.

Es ist aber ein großer Irrtum, einem Arthrosekranken deshalb zu raten, viel zu gehen, weil die völlige Ruhigstellung schadet. „Viel Gehen" ist nicht das Gegenteil von Ruhigstellung. Da letzten Endes immer der Erfolg entscheidet, wird der Kranke gut daran tun, auf seinen „inneren

Arzt" zu hören. Wenn er sich nur ein wenig selbst beobachtet, stellt er sofort fest, daß jede vermehrte Belastung dem Gelenk schadet und daß Schonung Linderung bringt. Man kann die dem kranken Knie noch innewohnende Bewegungsfähigkeit mit einer Kapitalsumme vergleichen, zu der nichts mehr dazukommt. Muß der Besitzer von 50000 Mark noch 20 Jahre davon leben, darf er im Jahr nur 2500 Mark verbrauchen; er muß dann äußerste Sparsamkeit walten lassen. Er kann die Ausgaben aber auch auf fünf Jahre verteilen, dann kann er großzügiger leben, bis die Mittel erschöpft sind. Soll das Gelenk noch 20 Jahre halten, darf es nicht zu sehr strapaziert werden.

In der Praxis sieht dies so aus: Ist durch klinische Behandlung mit Frischkost, Bettruhe und physikalischen Maßnahmen eine erhebliche Besserung oder sogar Schmerzfreiheit erzielt, so besteht die Gefahr, daß der Kranke in der Freude darüber die arthrotischen Gelenke wieder zu sehr belastet. Damit aber Rückfälle infolge von Überbelastung verhütet werden, sollte der Betreffende möglichst wenig gehen und alle Wege, die nicht unbedingt zu Fuß zurückgelegt werden müssen, fahren.

Zusätzliche Behandlungsmethoden

Zusätzliche Behandlungen mit Bädern, lokaler Wärme, Einreibungen, Einspritzungen, Medikamenten usw. haben im Grunde keine heilende, sondern nur lindernde Wirkung. Als Unterstützung sind diese Maßnahmen unentbehrlich. Ohne richtige Ernährung vermögen sie aber eine Verschlimmerung nicht aufzuhalten.

Einzelheiten sind im Kapitel über Arthritisbehandlung (Seite 79 ff.) beschrieben.

Operationsergebnisse enttäuschend

Für fortgeschrittene Fälle sind schon zahlreiche Operationsmethoden angegeben, erprobt und empfohlen worden. So wurden zum Beispiel bei der Voßschen Hängehüfte bestimmte Muskelgruppen durchtrennt, um den Druck, mit dem der Hüftkopf in die Pfanne gepreßt wird, zu verringern. Die künstliche Gelenkversteifung (Arthrodese) bringt Schmerzfreiheit auf Kosten der Bewegungsfähigkeit. Zufriedenen Operierten bin ich allerdings noch selten begegnet.

Häufig wird auch eine Operation durchgeführt, bei der das gesamte Hüftgelenk durch eine künstliche Plastikprothese (Endoprothese) ersetzt wird. Viele Patienten sind danach zunächst recht zufrieden. Da aber für eine endgültige Beurteilung, ob die Prothese sich auch über längere Zeiträume bewähren wird und mit welchen Spätkomplikationen zu rechnen ist, noch keine genügenden Erfahrungen vorliegen, ist vor allem bei frischen Fällen und jüngeren Patienten Zurückhaltung geboten.

Wo immer eine Operation erwogen werden muß, ist der Verdacht naheliegend, daß die Prophylaxe versäumt wurde.

Arthritis und Polyarthritis

Die verschiedenen Formen

Die Erfolgsaussichten bei der Behandlung von arthritischen – also entzündlichen – Erkrankungen sind geringer als bei Arthrosen. Dies liegt im Wesen dieser Erkrankungen, die nicht rein ernährungsbedingt sind. Die Fehlernährung spielt aber indirekt bei ihrer Entstehung eine wesentliche Rolle. Wenn die Krankheit ausgebrochen ist, kommt die richtige Ernährung aber für eine Heilung zu spät, wenigstens gilt dies für die bösartige Form, die sogenannte primär chronische Polyarthritis, die auch rheumatoide Arthritis genannt wird.

Die meisten Gelenkentzündungen (Arthritiden) treten gleichzeitig oder nacheinander an vielen (poly = viel) Gelenken auf. Polyarthritis heißt also Entzündung vieler Gelenke. Es gibt viele Arten von Polyarthritis. Ist nur ein Gelenk befallen, spricht man von Arthritis.

Die akute Form wird neuerdings rheumatisches Fieber genannt; sie heilt meist rasch ohne nachteilige Folgen (zum Beispiel Herzklappenfehler) aus. Sie gehört nicht zu den Zivilisationsschäden und interessiert hier nicht.

Die akut beginnende Polyarthritis kann aber auch allmählich in eine chronische übergehen; dies kommt aber selten vor.

Nun gibt es aber eine Form, die von Anfang an primär chronisch (pcP) schleichend auftritt; sie heißt deshalb primär chronisch.

Die primär chronische Polyarthritis – heute noch unheilbar

Diese primär chronische Polyarthritis – einen guten deutschen Namen gibt es dafür nicht – ist heute noch unheilbar. Das Heimtückische an ihr ist, daß sie scheinbar harmlos mit morgendlicher Steifigkeit beginnt, die aber zunächst durch Bewegung im Laufe des Vormittags wieder verschwindet. Durch diese anfangs geringfügigen Beschwerden läßt sich der Kranke über die bösartige Neigung zur ständigen Verschlimmerung täuschen. Er ist deshalb zu intensiven Abwehrmaßnahmen erst bereit, wenn die Krankheit fast alle Gelenke betroffen hat und zu weitgehender Versteifung mehrerer Gelenke geführt hat. Starke Bewegungseinschränkung und viele Schmerzen sind das Los dieser Kranken, wenn keine ständige und gründliche Behandlung stattfindet. Aber auch mit intensivster Behandlung läßt sich die Krankheit nicht heilen, sondern nur aufhalten oder zum Stillstand bringen.

Diese Form der Polyarthritis befällt bevorzugt die Gelenke der Hände und Füße, aber auch die Wirbelgelenke; dabei werden die großen Gelenke in geringerem Maße betroffen. Trotz intensivster wissenschaftlicher Forschung ist das Wesen dieser Erkrankung noch nicht völlig geklärt. Sie ist zwar eine Infektionskrankheit mit allen Zeichen einer solchen, nämlich Fieber, Entzündung und entsprechenden Blutveränderungen. Da aber noch keine spezifischen Erreger gefunden wurden und die Reaktionen des Gewebes am besten mit allergischen Vorgängen erklärbar sind, kann man die Krankheit zum Teil zu den allergischen rechnen. Dies besagt aber nur, daß der Organismus auf bestimmte Stoffe überempfindlich – in diesem Fall mit Schwellungen der Gewebe um die Gelenke – reagiert. Die eigentümliche Blässe der Haut spricht dafür, daß auch Störungen der Durchblutung eine wesentliche Rolle spielen. Die Blässe kann aber auch der Ausdruck hormoneller Störungen sein. Die Krankheit befällt besonders häufig Frauen und beginnt bevorzugt in den Wechseljahren.

Die veränderten hormonellen Verhältnisse, wie sie zum Beispiel in den Wechseljahren eintreten, sind natürlich nicht die Ursache dieser Gelenkerkrankung. Sie führen jedoch zu Störungen der Gewebsreaktion und der Kreislaufverhältnisse und bereiten so indirekt den Boden vor. Daß der Organismus auf die hormonellen Veränderungen, die einem natürlichen Entwicklungsablauf entsprechen, so krankhaft mit einer rheumatischen Gewebsveränderung reagiert, ist Zeichen einer Vorschädigung des Organismus.

Hierbei spielt die vorausgegangene jahrzehntelange Einwirkung zivilisatorischer Schädlichkeiten, besonders die denaturierte Nahrung, die Schadstoffe und zuviel Eiweiß enthielt, eine wesentliche Rolle. Bei der hormonellen Umstellung tritt lediglich der bereits vorhandene Schaden in Erscheinung. Als Wegbereiter kommen noch andere Störfaktoren dazu. Die Krankheit kommt aber auch bereits im Kindesalter und bei Jugendlichen vor. Hier sind die Ursachen noch weitgehend ungeklärt. Dabei müssen wohl konstitutionelle Momente eine Rolle spielen.

Herde und Störungsfelder

Einen dieser Störfaktoren stellen die sogenannten Herde dar. Am häufigsten kommen dafür kranke Zähne und Mandeln in Frage. Man hat sich das früher so vorgestellt, daß von einem plombierten Zahn wie von einem Herd aus Bakterien in die Blutbahn gelangen und in den Körper gestreut werden. Eine Reihe von Beobachtungen ließ sich aber mit dieser Annahme nicht in Einklang bringen; zum Beispiel fanden sich in der Kolonie, also im Gelenk, nie gestreute Bakterien. Man nahm deshalb an, daß es sich mehr um eine allergische Reaktion auf die von den Herden ausgestreuten Bakterientoxine handelt. Vieles spricht dafür, daß tatsächlich solche allergischen Vorgänge eine Rolle spielen, unter anderem die Tatsache, daß die Nebennierenrindenhormone, die bei allen allergischen Vorgängen sehr wirksam sind, auch hier eine so gute Wirkung zeigen.

Die Entdeckung des sogenannten Sekundenphänomens durch das Ärztebrüderpaar Huneke zwingt aber zum Schluß, daß auch Einflüsse über das vegetative Nervensystem stattfinden. Spritzt man nämlich ein Betäubungsmittel (zum Beispiel Novocain) an die Wurzel eines kranken Zahnes, wodurch die Leitungsbahnen unterbrochen werden, so kann in derselben Sekunde der Schmerz in einem entfernt liegenden Gelenk schlagartig verschwinden.

Diese augenblickliche Wirkung durch das Einspritzen eines örtlichen Betäubungsmittels an einen „Herd" kann weder mit bakterieller

Streuung noch mit allergischen Vorgängen erklärt werden, sondern nur mit einer Einwirkung über das Nervensystem. Aus diesem Grunde ist es auch besser, nicht mehr von Herden, sondern von Störungsfeldern zu sprechen.

Nun hat sich bei der systematischen Durchprüfung aller Körpergebiete, die als Störungsfeld in Frage kommen, herausgestellt, daß auch Narben jeder Art als Störungsfeld wirken können. Es würde zu weit führen, diese interessanten Einzelheiten und die Schlußfolgerungen für die Behandlung hier darzustellen. Interessierten sei aber das allgemeinverständliche Buch von F. Huneke „Krankheit und Heilung, anders gesehen"* empfohlen. Leider ist es nur noch im Antiquariat erhältlich.

Tote Zähne als Störungsfelder

Als Störungsfelder kommen in erster Linie Zähne in Frage, aber nur solche, die schon wurzelbehandelt sind. Die toten (devitalisierten) Zähne sind schmerzunempfindlich, da „der Nerv", d.h. das gefäß- und nervenreiche Zahnmark, abgetötet und entfernt wurde. Bei dieser

---

* Erschienen im Staufen-Verlag, Köln und Krefeld

Wurzelbehandlung wird die Markhöhle nach Entfernung der Pulpa desinfiziert und der Zahn anschließend durch eine Füllung geschlossen. Angenommen, es seien einige Bakterien zurückgeblieben, die sich hier vermehren können, so besteht wegen der Füllung keine Möglichkeit mehr, daß die Bakterientoxine nach außen in die Mundhöhle abgeleitet werden; sie haben nur den Weg frei in die Lymph- und Blutbahn des Körpers. Bei noch lebenden Zähnen sind solche Vorgänge nicht zu befürchten, da eine Schmerzkontrolle vorhanden ist.

Ob von einem Zahn laufend krankhafte Stoffe in den Körper eindringen, ist im Röntgenbild nicht nachweisbar. Es ist lediglich feststellbar, ob der Zahn wurzelgefüllt ist oder nicht und ob sich als Schutzwall um die Wurzelspitze ein „Säckchen" gebildet hat. Dieses Granulom ist im Röntgenbild anstelle von Knochensubstanz als Aufhellung nachweisbar. Ob dieses krankhafte Gebilde nun durch einen bindegewebigen Schutzwall abgekapselt oder ob es ein bakterieller und toxischer Streuherd oder ein Störungsfeld ist, kann nach dem Röntgenbild nicht entschieden werden.

Ob der tote Zahn als Störungsfeld wirkt, läßt sich aber durch die Prüfung des Sekundenphänomens nach Huneke nachweisen.

Angesichts der Hartnäckigkeit und schlechten Beeinflußbarkeit der primär chronischen Polyarthritis ist jede auch noch so kleine Möglichkeit, das Fortschreiten aufzuhalten, zu ergreifen. Aus diesem Grunde ist dringend zu raten, möglichst im Anfangsstadium dieser Erkrankung, das heißt so früh wie möglich, die toten Zähne, und zwar unabhängig vom Röntgenbefund, entfernen zu lassen. Dieser Verlust ist nicht so schwer zu tragen, auch wenn er nicht die vom Kranken zumeist erwartete große Besserung bringt, weil es sich um Zähne handelt, die vor der Ära der konservierenden Zahnheilkunde sowieso entfernt worden wären.

So erweist sich der „Fortschritt", daß heute Zähne, bei denen die Karies schon bis zur Pulpa vorgedrungen ist, durch Wurzelbehandlung erhalten werden können, als sehr fragwürdig, und wahrscheinlich sind die Nachteile größer als die Vorteile.

Schon nach der Wahrscheinlichkeitsrechnung spielen die Zähne als Herd die Hauptrolle, denn wir haben 32 Zähne, von denen beim heutigen Gebißverfall eine beträchtliche Anzahl tot ist, während wir nur 2 Mandeln und 1 Gallenblase haben. Zudem sind es nur die Zähne, die solche künstlichen Eingriffe von Menschenhand erfahren, daß sie dadurch zu Herden werden können.

Ein nicht behandelter Zahn kann nicht zum Störungsfeld werden, auch wenn er schon bis zur Wurzel abgefault ist. Die krankhaften Stoffe haben nämlich dann noch einen Abfluß nach außen und sind nicht gezwungen, in das Körperinnere einzudringen.

Kranke Mandeln als Störungsfeld

Demgegenüber haben die Gaumenmandeln – entgegen der verbreiteten Meinung – als Herd bzw. Störungsfeld geringere Bedeutung. Die Mandeln sind lymphatische Organe und haben als solche wichtige Aufgaben in der Infektabwehr zu erfüllen. So sind sie zum Beispiel als Filter zwischen die Zähne und den übrigen Organismus geschaltet, weshalb es ein schwerer Fehler ist, Mandeln operativ zu entfernen, solange tote Zähne vorhanden sind. Und wenn die toten Zähne entfernt sind, ist zwar eine erhebliche Gefahrenquelle, die durch die Mandeln als Filterorgan eingedämmt wurde, weggefallen; aber die Mandeln haben dann immer noch eine Aufgabe und können zudem kein Herd mehr werden. Aus diesen zwei Gründen ist es unnötig, sie zu entfernen.

Über die Aufgaben der Mandeln und die Behandlung immer wiederkehrender Mandelentzündungen, die zugleich eine Vorbeugung gegen spätere rheumatische Erkrankungen darstellt, ist im Band 7 dieser Buchreihe „Erkältungen müssen nicht sein",* ausführlich berichtet.

Statt der operativen Entfernung der Mandeln ist eher die Anregung ihrer Tätigkeit durch regelmäßiges Absaugen oder Auspressen mit dem eigenen kleinen Finger – was leicht erlernbar ist – anzuraten. Da der Allgemeinzustand des Kranken, der an der bösartigen Form der Gelenkentzündung leidet, immer stark beeinträchtigt ist und da es sich meist um ältere Menschen handelt, bei denen die Mandeln ohnehin keine wesentliche Bedeutung mehr haben, bedeutet die operative Mandelentfernung eine unzumutbare Belastung. Erfahrungsgemäß tritt danach keine entscheidende Wendung zum Besseren, aber manchmal zum Schlechteren ein, weshalb bei dieser Erkrankung von der Mandeloperation abzuraten ist.

Grundsätzlich liegen diese Fragen bei der Gelenkentzündung harmloserer Art nicht anders. Da aber in diesen Fällen der Gesamtorganismus nicht so mitgenommen ist wie bei der primär chronischen Form, ist den Kranken eine unnötige Operation schon eher zumutbar.

---

* emu-Verlag, 5420 Lahnstein

Die Behandlung der primär chronischen Polyarthritis

Was nun die Behandlung der primär chronischen Gelenkentzündung im einzelnen betrifft, so ergab sich schon aus dem Bisherigen, daß es dafür kein für alle Kranken gültiges Schema gibt. Aber für alle Kranken gemeinsam besteht die Notwendigkeit, sich ständig einer intensiven Behandlung zu unterziehen, ohne dadurch die Aussicht auf Heilung zu haben. Es ist auf diese Weise aber mit Sicherheit möglich, den Kranken vor dem Rollstuhl zu bewahren.

Vollwertkost als Basisbehandlung

Die Basis der Behandlung ist auch hier die vollwertige Heilkost, wie sie bei der Arthrose (Seite 45 ff.) beschrieben ist.

Zusätzlich sind für manche Kranke noch spezielle Ernährungsmaßnahmen notwendig, die jeweils nach der Besonderheit des Falles und dem Krankheitsverlauf zu gestalten sind.

Vermeidung von tierischem Eiweiß steigert den Erfolg

In vielen Fällen wird eine deutliche Besserung erst dann erreicht, wenn der Kranke jedes tierische Eiweiß streng meidet; hierunter fallen auch die Milch, alle eiweißhaltigen Milchprodukte wie Quark und Käse (die Butter also nicht), Eier, Fleisch, Wurst und Fisch. Bei anderen Kranken bleibt das strenge Vermeiden von tierischen Produkten auch über lange Zeit ohne sichtbaren Einfluß auf den Verlauf. Da aber die strenge Enthaltung von tierischem Eiweiß oft Erfolge bringt, die bei erneutem Genuß von tierischen Produkten sofort wieder zurückgehen, ist dieser Versuch in jedem Fall dringend zu empfehlen.

Trotzdem ist die Ursache der rheumatischen Erkrankungen bestimmt nicht auf die einfache Formel zu bringen, die oft von vegetarischer Seite zu hören ist, allein der Fleischgenuß sei daran schuld. Die kritische Beobachtung zeigt nämlich, daß unter den Arthritis- und Arthrosekranken die ausgesprochenen Fleischesser nicht häufiger anzutreffen sind als Menschen, die wenig Fleisch essen. So erkranken zum Beispiel Metzger, die üblicherweise relativ viel Fleisch und Wurst essen, seltener an rheumatischen Er-

krankungen als Bäcker. Daraus läßt sich allerdings nicht ableiten, daß der Fleischgenuß vor
Rheuma schütze und deshalb zu empfehlen sei.
Diese Beobachtung läßt sich einfacher damit
erklären, daß Metzger, die einen großen Anteil
ihrer Ernährung mit Tierprodukten decken, dadurch automatisch weniger raffinierte Kohlen-
hydrate, d.h. Fabrikzucker und Auszugsmehle,
verzehren. Unter Metzgern findet man durch-
schnittlich weniger Kuchen- und Süßigkeitenes-
ser als zum Beispiel unter den Bäckern; dafür
machen sich Bäcker meist wenig aus Fleisch. Es
ist aber leicht nachzuweisen, daß die Menschen,
die zum Genuß von raffinierten Kohlenhydraten neigen, ein größeres Kontingent an Rheuma-
und Zahnkranken stellen als ausgesprochene
Fleischesser.

Dies steht nicht im Widerspruch zur Feststellung, daß der Verzehr von tierischem Eiweiß bei
Menschen, die durch die denaturierte Zivilisationskost geschädigt sind, zusätzliche Nachteile
mit sich bringt. Bei den Erkrankungen der Bewegungsorgane kommt dies deutlich zum Ausdruck.

Um die Akzente richtig zu setzen: Entschei-
dend für die Verhütung und Behandlung der
Erkrankungen des Bewegungsapparates ist die
Vermeidung bzw. weitgehende Einschränkung

der durch Erhitzung, Konservierung und Präparierung veränderten Nahrungsmittel und statt dessen der reichliche Verzehr von naturbelassenen Lebensmitteln. Das Vermeiden tierischer Nahrungsmittel ist ebenfalls notwendig und vorteilhaft, wenn die nachstehenden Voraussetzungen erfüllt werden. Wegen der unberechtigten Sorge, ohne Tierprodukte sei die Eiweißversorgung nicht gesichert, verweise ich auf die ausführliche Besprechung der Eiweißfrage im Band 1 dieser Buchreihe „Unsere Nahrung – unser Schicksal". Grundsätzlich ist es wichtig zu wissen, daß auch alle pflanzlichen Eiweiße vollwertig sind. Erforderlich ist dabei ein hoher Anteil von rohem Gemüse und Obst in genügender Abwechslung und Vollkornprodukte mit der Ergänzung durch Frischkornbrei.

Durch den hohen Frischkostanteil wird zugleich der Kochsalzgehalt der Nahrung gesenkt, was ebenfalls zu empfehlen ist. Dies bewirkt unter anderem ein deutliches Abschwellen des Gewebes um die Gelenke.

Die souveräne Kostform mit meistversprechender Erfolgsaussicht ist bei dieser Erkrankung *die während langer Zeit durchgeführte strenge Frischkost*. Diese reine Frischkost besteht nur aus rohen Blatt- und Wurzelgemüsen, die mit naturbelassenen Ölen, Zitrone oder

Obstessig und Gewürzen zubereitet werden. Auch das Getreide wird nur in roher Form als Frischkornbrei verwendet; Brot gehört nicht dazu. Am besten ist es, grundsätzlich die Behandlung mit der Frischkost zu beginnen und je nach Verlauf allmählich die strenge Form aufzulokkern. Die für die vollwertige Heilkost geltenden Richtlinien sind aber immer streng einzuhalten.

Die strenge Form wird am besten unter ärztlicher Aufsicht durchgeführt. Dann gelingt es auch am ehesten, die Dosierung der Nebennierenrindenhormone abzubauen.

Zusätzliche Behandlungsmaßnahmen

Je schwerer eine Krankheit zu beeinflussen ist, um so mehr Behandlungsmethoden werden angegeben; oder umgekehrt, je mehr Behandlungsmethoden es für eine Krankheit gibt, um so wahrscheinlicher ist es, daß sie schwer heilbar ist. Denn wenn eine sicher hilfreiche Methode vorhanden ist, wird sie sich herumsprechen. Dies gilt auch für die primär chronische Gelenkentzündung. Die vielen Behandlungsmethoden können hier nicht alle aufgezählt werden, da die meisten in die Hand des Arztes gehören. Einige sollen nachstehend beschrieben werden.

1. Medikamente

Schon allein die Zahl der empfohlenen Medikamente ist beträchtlich; entzündungshemmende, schmerzstillende, den allergischen Prozeß hemmende, das Bindegewebe aktivierende, die Widerstandskraft steigernde und allgemein umstimmende Mittel stehen in reichlichem Maße zur Verfügung. Alle haben ihren besonderen Anzeigenbereich, denn nicht jedes Mittel ist in jedem Falle geeignet.

Besondere Erwähnung verdienen auch hier die individuell nach der Ähnlichkeitsregel auszuwählenden und deshalb große Erfahrung erfordernden *homöopathischen* Arzneimittel.

Nebennierenrindenhormone (Cortisone) bringen keine Heilung, nur Linderung

Das beste Linderungsmittel ist ein Hormon aus der Nebennierenrinde, das zu Beginn der Erkrankung, wenn noch keine Versteifungen vorhanden sind, eine so wunderbare Wirkung hat, daß bei ausreichender Dosierung sämtliche Beschwerden fast über Nacht verschwunden sind und der Kranke sich für geheilt hält. Wird das Medikament wieder weggelassen – es darf nur langsam, nicht schlagartig abgesetzt werden –, so zeigt sich jedoch, daß die Krankheit noch unverändert, wenn nicht verschlimmert ist. Die anfängliche Begeisterung über dieses „Wundermittel" hat sich deshalb schnell gelegt und einer Enttäuschung Platz gemacht.

Trotzdem sind diese Mittel beim Kupieren von Schüben eine große Hilfe für den Augenblick. Da sie aber keine Heilmittel sind und bei langem Einnehmen auch unangenehme Nebenerscheinungen hervorrufen und durch die künstliche Zufuhr der Hormone die eigene Hormonproduktion der Nebennierenrinde gebremst wird, muß es das Bestreben sein, eine Langzeitbehandlung mit diesem Hormon zu vermeiden und im Notfall die Menge so gering wie möglich zu halten.

Die Entziehung der Hormone ist bei Kranken, die seit langem daran gewöhnt sind, eine schwierige Aufgabe, die große Erfahrung erfordert. Da bei verminderter Dosierung vermehrte Schmerzen und zunehmende Steifigkeit auftreten, sind in der Übergangszeit andere Maßnahmen erforderlich, weshalb zur Entziehung meist klinische Behandlung nötig ist.

2. Kneippsche Anwendungen

Entgegen der üblichen Meinung ist bei allen entzündlichen (und den meisten nicht entzündlichen) rheumatischen Erkrankungen das kalte Wasser viel hilfreicher als das warme Bad. Natürlich wird nach dem Kneippschen Prinzip, das den biologischen Gesetzen entspricht, der kurze Kaltreiz nur benützt, um den Körper zur vermehrten Wärmebildung anzuregen, was mit besserer Durchblutung gleichbedeutend ist. Die Kaltmaßnahme soll dem Körper keine Wärme entziehen, sondern bezweckt das Gegenteil, die Bildung von vermehrter Eigenwärme. Deshalb darf sie logischerweise nur sehr kurz sein – so kurz, daß sie keine Wärme zu entziehen vermag, und doch so lange, daß sie eine Wärmereaktion auslöst. Sie darf nur auf warmem Körper erfolgen, da für die Reaktion die Ausgangslage entscheidend ist.

Man kann die kurze Kaltanwendung als aktive Wärmebehandlung bezeichnen, während ein warmes Bad eine passive Wärmebehandlung darstellt: Der Körper selbst trägt nichts dazu bei, daß sich Wärme bildet; sie wird ihm passiv zugeführt.

Die einfachste Anwendung ist die *kalte Ganzwaschung*, die täglich durchgeführt werden sollte. Sie wird am besten morgens nach dem Erwachen, wenn der Körper gut warm ist, vom Bett aus durchgeführt. Die Waschung erfolgt rasch mit sehr kaltem Wasser von unten nach oben. Hals und Gesicht werden nicht mitgewaschen. Hände und Füße werden abgetrocknet; der übrige Körper bleibt feucht. Danach verweilt der Patient noch etwa 5–10 Minuten im warmen Bett, bis er wieder trocken ist und als Reaktion eine wohlige Wärme verspürt.

Für jede rheumatische Erkrankung kommen *Wechselunterschenkelbäder* in Frage. Sie fördern die Durchblutung, was in jedem Fall von Nutzen ist. Hierfür werden Unterschenkelbadewannen benötigt. Darin werden die Unterschenkel bis unter das Knie in 39–41°C heißem Wasser 10 Minuten angewärmt, danach in der zweiten Wanne 10 Sekunden in ganz kaltes Wasser getaucht; darauf nochmals heiß und nochmals kalt.

Als nächstintensive Maßnahme kommt der optimal durchblutungsfördernde *Kneippsche Guß* als Knie-, Schenkel- oder Armguß in Betracht. Er ist die wichtigste Kneippsche Maßnahme bei rheumatischen Erkrankungen.

Der Guß wird mit naturkaltem Wasser ausgeführt. Am besten verwendet man dazu einen

Schlauch von etwa 3 cm lichter Weite und 1½–2 Metern Länge, der an die Wasserleitung angeschlossen wird. Der Schlauch soll nicht enger sein, damit der Gießstrahl nicht zu scharf wird; hält man den Schlauch senkrecht nach oben, so soll der Strahl etwa handbreit übersprudeln, dann hat er die richtige Stärke. Als Behelf kann auch eine Gießkanne verwendet werden.

Beim *Knieguß* wird der drucklose Strahl langsam und ruhig in einem Abstand von höchstens 10 cm von der Haut, am Außenrand des Fußes beginnend, über den Unterschenkel bis oberhalb des Knies geführt; der Schlauch wird dabei mit der Mündung nach unten so gehalten, daß der begossene Körperteil mantelförmig umspült wird.

Wird der Guß weiter über die Oberschenkel zur Hüfte geführt, so spricht man vom *Schenkelguß*. Er wirkt intensiver als der Knieguß.

Für den *Armguß* gelten dieselben Regeln wie für den Knie- und Schenkelguß; er reicht von den Händen über die Arme bis zur Schulter. Außer bei rheumatischen Erkrankungen der oberen Körperhälfte eignet er sich besonders bei gleichzeitigen Herzstörungen. Er hat zudem eine hervorragende kreislaufregulierende Wirkung.

Selbstverständlich müssen die Glieder vor dem kalten Guß warm sein. Es darf keine Kaltanwendung auf einen kalten Körper oder kalte Gliedmaßen stattfinden. Falls der Patient sich nicht warm genug fühlt oder kalte Füße hat, müssen die Unterschenkel mit 40°C heißem Wasser in einer Unterschenkelbadewanne vorgewärmt werden.

Die Dauer des Gusses richtet sich nach der Empfindlichkeit und Reaktionsfähigkeit des Kranken; im Mittel beträgt sie etwa 1 Minute. Nach dem Guß werden die begossenen Gliedmaßen nicht abgetrocknet; die Wassertropfen werden mit den Händen abgestreift. Nur Füße und Hände trocknet man ab.

Die richtige Reaktion ist an einer sanften, aber deutlichen Rötung der Haut zu erkennen. Subjektiv macht sich die bessere Durchblutung in einem angenehmen Wärmegefühl bemerkbar. Der anschließende Aufenthalt in einem warmen Raum sowie warme Bekleidung der begossenen Körperteile, vor allem der Füße, der Aufenthalt im warmen Bett oder ein strammer Spaziergang sorgen für eine gute und anhaltende Wiedererwärmung.

Um die Durchblutung zu fördern, sollte der Gelenkkranke täglich eine kurze kalte Anwendung durchführen. Dies sollte eine tägliche

Gewohnheit werden, wie das Waschen oder Zähneputzen, und es für immer bleiben.

Vorurteile gegen Kneippsche Maßnahmen

Leider versäumen gerade die Rheumakranken die hilfreichsten Wassermaßnahmen, nämlich den Kneippschen Guß, die kalte Ganzwaschung und das kalte 30-Sekunden-Armbad. Die falsche Vorstellung, ein Rheumatiker dürfe nur warm behandelt werden, sitzt so fest in den Gehirnen der Menschen, daß es nur schwer gelingt, das Vorurteil zu überwinden. Wer aber die Wirkung der Kneippschen Kaltanwendungen bei rheumatischen Erkrankungen einmal an sich erlebt hat, ist für immer bekehrt.

Die Angst vor dem kalten Wasser bei „Rheuma" hängt damit zusammen, daß tatsächlich die meisten Rheumakranken auf Kälteeinwirkung, bei der ihnen Wärme entzogen wird, eine deutliche Verschlimmerung ihrer Beschwerden verspüren. Wer Abkühlung durch Luftzug, durch Sitzen in kalten Räumen, durch zu lange kalte Bäder, durch beim Schwitzen entstehende Verdunstungskälte, durch nasse Füße oder sonstige Durchnässung mit Maßnahmen der Kneippschen Behandlung gleichsetzt, hat noch nie eine richtig ausgeführte Kneippsche Anwendung mitgemacht.

Wie wir immer wieder sehen, ist das ganze Gesundheitsgebiet mit Vorurteilen und Fehlvorstellungen so stark durchsetzt, daß die Aufklärung über gesunde Lebensführung beträchtlich erschwert ist.

Rheuma kommt nicht vom Wetter

Viele Rheumakranke glauben, daß ihr Rheuma von der Kälte oder vom Wetter komme, sie halten also das Wetter für die Ursache ihrer Beschwerden. In Wirklichkeit sind sie aber nur deshalb wetterempfindlich, weil sie Rheuma haben; die Wetterempfindlichkeit ist somit bereits ein Symptom ihres Krankseins. Das Wetter ist also nicht die Ursache, sondern am Wetter merkt der Mensch, daß er krank ist.

3. Bäder

An Bädern kommen hauptsächlich Moor-, Schwefel-, Thermal- und Heublumenbäder in Frage. Die Verordnung muß vom Arzt erfolgen. Die Wahl des Bades richtet sich nach der Art der Erkrankung, ihrem Stadium und dem jeweiligen Zustand des Kranken.

Schwefelbäder kommen zum Beispiel in entzündlichen Phasen nicht in Betracht, da sie stärkere Reaktionen auslösen können. Demgegenüber haben die Heublumenbäder den Vorteil, daß sie bei allen rheumatischen Erkrankungen in jeder Phase (außer bei Fieberzuständen) anwendbar sind.

Besonders wirksam und empfehlenswert sind *Überwärmungsbäder,* bei denen mittels des heißen Wassers ein Anstieg der Körpertemperatur auf etwa 40° erstrebt wird. Daß der Heileffekt des Fiebers von altersher bekannt ist, ergibt sich aus dem Spruch von Parmenides „Man gebe mir die Möglichkeit, Fieber zu erzeugen, und ich heile jede Krankheit."

Die eingreifende Behandlung mit Überwärmungsbädern muß bei Gelenkrheumatismus dem Krankenhaus vorbehalten bleiben, da sie sowohl in der Anwendungstechnik als auch in der Anzeigenstellung Erfahrung voraussetzt. In geeigneten Fällen sind mit dieser intensiven Behandlung bemerkenswerte Erfolge erzielbar.

Die *Sauna* ist die einfachste und bewährteste Schwitzmaßnahme. Sie ist besonders bei den Stoffwechselstörungen der Arthrosen und bei den alltäglichen witterungs- und kälteabhängigen rheumatischen Beschwerden geeignet. Bei den entzündlichen Erkrankungen ist sie nur bedingt empfehlenswert, zum Beispiel nicht während fieberhaften und sogenannten exsudativen Phasen, d. h. nicht während eines entzündlichen Schubes mit Neigung zur Schwellung der Gewebe in Gelenknähe.

Nach dem Abklingen akuter Reizerscheinungen und in Perioden, in denen die Blutsenkung eine Neigung zur Besserung zeigt, ferner wenn eine Tendenz zum Stillstand des Prozesses zu erkennen ist, kann in gewissen Fällen die Sauna als Langzeitmaßnahme über Jahre (einmal wöchentlich) eine hervorragende Unterstützung der übrigen Behandlungsmaßnahmen sein. Die Verordnung muß von einem auf diesem Gebiet erfahrenen Arzt getroffen werden.

Eine besondere Indikation für Sauna ist die krankhafte Neigung zum Schwitzen. Durch das künstliche Schwitzen in der Sauna hört in vielen Fällen das krankhafte Schwitzen nach einiger Zeit auf.

Die Sauna wirkt nicht nur durch das Schwitzen, sondern auch durch die Anregung der Durchblutung und die Förderung von Stoffwechselvorgängen. Ein Erfolg ist nur durch regelmäßige Anwendung über lange Zeiträume zu erwarten.

4. Die Segmentbehandlung

So wie die inneren Organe durch Maßnahmen im Segment (Neuraltherapie) beeinflußt werden können, ist dies auch für die Gelenke und Glieder möglich. Die Segmentbehandlung kann durch Einspritzungen in bestimmte Stellen der Haut, in Sehnenansätze und Nervendurchtrittsstellen durch Bindegewebsplatten, aber auch an zentralere Nervenknotenpunkte (vegetative Ganglien) erfolgen. Dafür stehen verschiedenartige Medikamente zur Verfügung.

Chiropraktische Maßnahmen kommen bei der primär chronischen Polyarthritis nur selten in Frage, eben nur dann, wenn zusätzliche Veränderungen vorliegen, die einen mechanischen Eingriff erfordern.

Auch die *Akupunktur* stellt eine gezielte Behandlung über bestimmte Hautpunkte dar. Der Erfahrene vermag damit auch bei den Erkrankungen der Bewegungsorgane bemerkenswerte Erfolge zu erzielen. Obwohl der Akupunktur gemäß der chinesischen Philosophie ganz andere Vorstellungen über das Krankheitsgeschehen zugrunde liegen, so sind doch die Wirkungen mit denen der Segmentbehandlung nach westlichen Vorstellungen vergleichbar, zumal beide Methoden manche Behandlungspunkte gemeinsam haben.

In einem gewissen Sinne wirken auch die *Massagen,* örtliche heiße Packungen und Einreibungen durch Beeinflussung des Segments. Dazu kommt noch die Förderung der örtlichen Durchblutung. Die Massage wirkt außerdem lockernd, löst Verspannungen und arbeitet der drohenden oder bestehenden Versteifung entgegen. Entzündete und schmerzhafte Gelenke werden selbst nie massiert, nur das Gewebe an den Gliedern oberhalb und unterhalb der Gelenke.

Eine Sonderform der Massage ist die *Lymphdrainage,* die ein Erweitern der Lymphbahnen und damit einen vermehrten Abtransport von Gewebsflüssigkeit anstrebt. Sie ist gerade bei der primär chronischen Gelenkentzündung, die immer mit Schwellungen im Bindegewebe einhergeht, angezeigt und erfolgreich.

Die *Bindegewebsmassage* beeinflußt über die

reflektorischen Zonen im Bindegewebe die Funktionen nicht nur der inneren Organe, sondern vermag über dieselben Wege auch auf die Durchblutung und Muskulatur einzuwirken. Im Prinzip ist sie ebenfalls eine spezifische Segmentbehandlung.

5. Örtliche Maßnahmen

Eine gute Unterstützung bedeuten die örtlichen Maßnahmen. Die wichtigsten, soweit nicht unter 4 bereits genannt, sind feuchtheiße Packungen, Auflagen und Wickel, Teilbäder mit und ohne Zusätze, Einreibemittel verschiedenster Art sowie gezielte Gymnastik.

Der unersetzliche Heublumensack

Von den örtlichen Heißauflagen möchte ich den Heublumensack am meisten empfehlen. Er hat nicht nur eine hervorragende schmerzlindernde, durchblutungsfördernde und entzündungshemmende Wirkung, sondern ist auch in der Zubereitung einfach und in der Anwendung sauber.

Heublumen sind bei Bauern und in Reformhäusern erhältlich. Sie werden in einen Leinensack von etwa 40 × 30 cm eingefüllt; dann wird der Sack zugenäht. Zur Anwendung wird er in strömendem Dampf erhitzt. Dazu wird er in einen großen Kochtopf gesteckt, der zu einem Drittel mit Wasser gefüllt wird; unten wird ein Sieb eingelegt, damit der Sack nicht direkt im Wasser liegt. Dann wird das Wasser zum Kochen gebracht, so daß die Dämpfe in den Sack einströmen. Der feuchtheiße, mit Dampf durchzogene Sack wird so heiß, wie er vertragen werden kann, um das Gelenk gelegt, mit Tüchern gut umwickelt und abgedeckt, damit er möglichst lange heiß hält. Bei richtiger Zubereitung und Anwendung bleibt er etwa drei Viertelstunden warm und kann so lange liegenbleiben. Die Auflage kann täglich zwei- bis dreimal gemacht werden. Da die ätherischen Öle allmählich verlustig gehen, ist es gut, die Füllung nach etwa zehnmaliger Benutzung zu erneuern.

Akute Schübe

Akute Schübe erfordern je nach Schwere vorübergehend Nebennierenrindenhormone, entzündungshemmende, antirheumatische lindernde Medikamente. Dadurch können entzündliche Schübe erheblich abgekürzt und der Gesamtverlauf günstig beeinflußt werden.

Bei stärker erhöhter Temperatur sind heiße Bäder nicht angezeigt; sie würden den Zustand verschlimmern. Auch bei stark erhöhter Blutsenkung sind heiße Bäder, Moorbäder, Sauna, Schwitzen und andere heiße Maßnahmen zumeist ungünstig. Erst wenn der Zustand sich lange Zeit gleichmäßig gut gehalten hat, können solche Maßnahmen vorsichtig begonnen werden. Die weiteren Verordnungen sind von der Reaktion und dem Verlauf abhängig. Aber sowohl in Phasen der Verschlimmerung wie in guten Perioden ist der *Kneippsche kalte Guß* als Knieguß, Schenkelguß, Armguß, Oberguß bis zum Rückenguß die Methode der Wahl.

Andere Formen der Gelenkentzündung

Nun gibt es zum Glück auch gutartigere Formen der Gelenkentzündung. Auch bei dieser Krankheitsform können ein oder mehrere Gelenke gleichzeitig oder nacheinander betroffen sein.

Der Verlauf unterscheidet sich von den schleichend beginnenden Formen der primär chronischen Gelenkentzündung dadurch, daß der Beginn akuter ist. Es treten plötzlich Schmerzen,

Schwellungen und Bewegungsbehinderungen an einem oder mehreren Gelenken auf, die bei sofortiger Behandlung oft ebenso rasch wieder abklingen können. Aber auch diese Formen neigen zu Rückfällen und akuten Schüben, die manchmal durch Überanstrengung, Durchnässung oder Kälteeinwirkung ausgelöst werden. Besonders häufig sind die Schulter- und Kniegelenke befallen, aber auch die Hand-, Finger-, Fuß- und Zehengelenke. Bei allen Arthritisformen ist aber nicht nur das Innere des Gelenks erkrankt, sondern meist in viel stärkerem Maße das umgebende Gewebe, das heißt, die Gelenkkapsel, die Muskeln und Sehnen in der Nähe des Gelenks und besonders deren Ansätze sowie das umgebende Bindegewebe. Meist handelt es sich mehr um eine Periarthritis, das heißt um eine Entzündung des Gewebes um das Gelenk.

So gibt es viele Formen, bei denen sich die Veränderung vorwiegend in diesen Gewebsteilen und überhaupt nicht in den Gelenken abspielt; man nennt sie *Fibrositis,* wenn entzündliche Vorgänge im Vordergrund stehen, und *Fibropathie,* wenn mehr stoffwechselbedingte Störungen vorliegen. Die Fibrositis kann einzelne Glieder, aber auch den gesamten Körper befallen. Da sie sehr schmerzhaft ist, wird sie oft fälschlicherweise als Nervenentzündung bezeichnet.

Die zunehmende Häufigkeit dieser Rheumaformen in den letzten Jahrzehnten spricht dafür, daß zivilisatorische Einflüsse eine Rolle spielen. Und tatsächlich sprechen diese Formen ganz hervorragend auf die Ernährungsbehandlung, am besten auf reine Frischkost, an.

Die häufige Kombination von entzündlichen Veränderungen im Gelenkbereich und im Bindegewebe mit Arthrosis wurde schon erwähnt. Was die Zusammenhänge mit der Nahrung, mit anderen ernährungsbedingten Zivilisationskrankheiten, mit Herden an Zähnen und anderen Organen betrifft, so gilt für diese Erkrankungsformen grundsätzlich dasselbe wie für die primär chronische Polyarthritis, nur sprechen sie wesentlich besser auf die Behandlungsmaßnahmen an, die bei allen Formen dieselben sind. Ist die Erkrankung auf einzelne Gelenke oder Körperteile beschränkt, so sind hier natürlich die erwähnten örtlichen Maßnahmen besonders angezeigt. Bewegungsbehinderungen, die nach Abklingen der akuten schmerzhaften Erscheinungen zurückgeblieben sind, bedürfen der Behandlung mit Massage und heilgymnastischen Übungen.

Bei allen Krankheiten dieser Gruppe sind die

Erfolgsaussichten stark davon abhängig, wie lange die Erkrankung schon bestand, ehe sie nach biologischen Prinzipien behandelt wird.

Die Gicht

Sie ist häufig, wird aber oft verkannt

Auch die Gicht gehört zu den ernährungsbedingten Krankheiten. Sie war früher häufig, vor
allem bei den Wohlhabenden. Sie hieß Podagra
oder Zipperlein. Vorübergehend war sie viel
seltener geworden, so daß vor einigen Jahrzehnten an der Universität gelehrt wurde, die Gicht
sei so selten, daß sie keine Rolle mehr spiele.

Dies hat sich im heutigen Wohlstandsstaat, in
dem nun alle leben wie einst „die reichen Leute",
völlig gewandelt. Die Gicht ist wieder eine häufige Krankheit geworden.

Kennzeichen der Gicht:
Erhöhung der Harnsäure im Blut

Die Gicht ist gekennzeichnet durch einen erhöh-
ten Harnsäuregehalt im Blut. Mit Sicherheit
kann man die Diagnose „Gicht" daher nur stellen, wenn der Harnsäuregehalt bestimmt wurde.
Vor Jahrzehnten wurden die Harnsäurewerte im
Blut beim Gesunden mit 2–4 mg% angegeben.

Was darüber lag, wurde als krankhaft erhöht angesehen.

Aber allmählich hat sich der Harnsäurespiegel bei „Gesunden" so erhöht, daß man heute bis zu 6 mg% noch als im Bereich der Norm liegend wertet. Und neueste Empfehlungen sprechen davon, daß man selbst Werte bis zu 8 mg% noch als „erlaubt" gelten lassen könne. Hier liegt sicher die häufige Verwechslung von „normal" und „üblich" vor. Es ist, um ein Beispiel zu nennen, zwar üblich, daß schon 10jährige zahlreiche kariöse Zähne haben, aber normal ist es nicht.

Daß die Harnsäurewerte gegenüber früher stark gestiegen sind, ist auf den höheren Anteil tierischer Nahrungsmittel in der heutigen Zivilisationskost zurückzuführen. Heute gibt es eine Einstufung in „arm" und „reich", wie sie bis vor wenigen Jahrzehnten möglich war, nicht mehr; die Ernährungsweise ist in allen Bevölkerungsschichten der zivilisierten Staaten ungefähr gleich. Vor hundert Jahren hatten die begüterten Kreise jedoch im Vergleich zur übrigen Bevölkerung ein Privileg für reichlichen Fleischgenuß und üppiges Essen. Demzufolge waren nur diese Kreise mit der Gicht gesegnet.

Fleischgenuß nicht die einzige Ursache der Gicht

Die krankhafte Erhöhung der Harnsäure ist Zeichen einer Störung im Eiweißstoffwechsel. Dabei spielt zweifellos der vermehrte Verzehr von tierischen Produkten, wodurch es zu einer Erhöhung des Eiweißanteils in der Nahrung kommt, eine wichtige Rolle.

Die Harnsäure ist ein Endprodukt des Eiweißstoffwechsels, insbesondere des Purinabbaus. Die Purine wiederum sind Bestandteile von Nucleinsäure-Verbindungen. Wie der Name sagt (nucleus = Kern), kommen die Nucleotide vorwiegend in den Zellkernen vor. Der Verzehr von inneren Organen, die besonders zellreich sind (zum Beispiel von Leber), führt daher zur Erhöhung der Harnsäure im Blut und Urin und ist somit für Gichtkranke besonders nachteilig.

Zweifellos spielen aber bei der Entstehung der Gicht außer dem Fleischgenuß noch andere Faktoren eine Rolle. So ist bekannt, daß ein Mangel an B-Vitaminen Störungen im Eiweißstoffwechsel in Form einer vermehrten Harnsäurebildung hervorruft. Außerdem macht sich der Vitalstoffmangel der Zivilisationskost in gleichem Maße im Kohlenhydrat- und Fettstoffwechsel bemerkbar. Damit erklärt es sich, daß das Ansteigen der Gichthäufigkeit mit der Zunahme der anderen ernährungsbedingten Krankheiten Schritt hält.

Die Harnsäureerhöhung im Blut kann zu Ablagerungen von Harnsäure im Gewebe führen. Dabei kann es zur plötzlichen Ausfällung von Harnsäurekristallen in Gelenknähe kommen. Dies bewirkt dann einen sogenannten Gichtanfall. Am häufigsten ist dabei das Großzehen-Grundgelenk betroffen. Aber auch jedes andere Gelenk kann befallen werden. Der äußere Rand der Ohrmuschel ist eine Lieblingsstelle, an der sich Harnsäure in Knoten ablagert.

Die Gicht braucht sich aber keineswegs nur in Anfällen zu äußern und auch nicht nur in Ablagerungen von Harnsäure im Bewegungsapparat. Die Harnsäurevermehrung kann sich zum Beispiel als Migräne oder Hautausschlag äußern. Nicht selten ist sie auch mit arthritischen oder arthrotischen Veränderungen kombiniert.

Von Laien werden die starken Formveränderungen an den Händen (Verdickungen der Fingergelenke und seitliche Abweichungen der Finger), wie sie für fortgeschrittene Stadien der primär chronischen Polyarthritis charakteristisch sind, oft als Gicht bezeichnet. Bei der Gicht kommt es aber nicht zu solchen Formveränderungen.

Die Behandlung der Gicht

Die Behandlung darf sich nicht darauf beschränken, daß Fleisch und insbesondere Innereien gemieden werden. Noch wichtiger ist es, den Gesamtstoffwechsel durch die Vermeidung stark denaturierter Nahrungsmittel und den Verzehr vollwertiger Lebensmittel günstig zu beeinflussen, wie es im Abschnitt über die Arthrosenbehandlung ab Seite 45 angegeben ist.

Koffein in Kaffee und schwarzem Tee sind Purinkörper, deren Abbauendprodukt ebenfalls Harnsäure ist. Eine strenge Enthaltung von Kaffee und Schwarztee ist daher für den Gichtkranken notwendig.

Bemerkenswert ist die Beobachtung, daß es bei Gichtikern unter der Behandlung mit reiner Frischkost zu einer starken Mobilisierung der im Gewebe abgelagerten Harnsäure kommt, was sich in einer vorübergehenden Erhöhung des Harnsäurespiegels im Blut und nach etwa 14 Tagen in einem Gichtanfall äußern kann. Um dies zu verhindern, ist beim Übergang auf reine

Frischkost vorübergehend die Verabreichung von Medikamenten angezeigt, die eine vermehrte Harnsäureausscheidung im Urin bewirken.

Im übrigen entspricht die Behandlung gichtischer Gelenkerkrankungen genau derjenigen der Arthrosen und Arthritiden.

Es gibt spezifische Medikamente, die die Harnsäureausscheidung über die Nieren anregen. Sie sind zwar eine hervorragende vorübergehende Unterstützung der Gichtbehandlung, vermögen aber die zugrundeliegende Stoffwechselstörung nicht zu bessern. Dies ist auf Dauer nur durch die Ernährungsbehandlung zu erreichen.

In dieser Hinsicht kann man die Gicht (Eiweißstoffwechselstörung) mit der Zuckerkrankheit (Kohlenhydratstoffwechselstörung) vergleichen.

So wie der Zuckerkranke sich ständig an seine Ernährungsvorschriften halten muß und dabei voll leistungsfähig sein und sich wie ein Gesunder fühlen kann, ohne daß es zu einer „Heilung" der Zuckerkrankheit kommt, so muß auch der Gichtkranke ständig die Ernährungsvorschriften befolgen. Dabei kann er ebenfalls völlig leistungsfähig sein und sich gesund fühlen, ohne daß die Grundkrankheit geheilt wird. Sowohl der Zuckerkranke wie der Gichtkranke merken es an ihrem Befinden, sobald sie mit der richtigen Ernährung aufhören.

Erkrankungen der Füße

Es versteht sich von selbst, daß die geschilderten Erkrankungen der Bewegungsorgane auch die Füße befallen können. Und tatsächlich ist dies auch häufig der Fall. Die Behandlung entspricht dann natürlich der jeweiligen Krankheit. Besonderheiten des Fußes, was Bau und Funktion anbetrifft, lassen es aber notwendig erscheinen, speziell etwas über die Füße zu sagen.

In der Sprechstunde hat man den Eindruck, als ob alle Erkrankungen der Füße sich auf *eine* Diagnose, den Knick-, Senk-, Spreiz- oder Plattfuß, und die Behandlung sich nur auf *eine* Verordnung, nämlich die von Einlagen, beschränkten. Mit dem Aufkommen der Fußgymnastiksandalen scheint zwar der Einlagenrummel seinen Höhepunkt überschritten zu haben. Der Unfug, der mit Einlagen getrieben wird, ist aber immer noch verbreitet.

Das Fußgewölbe und der elastische Gang

Die Konstruktion des Fußes ist darauf abgestellt, daß das Gewicht des ganzen Körpers darauf lastet. Dementsprechend ist er mit einer großen Zahl kräftiger Bänder ausgestattet, die zusammen mit langen und kurzen Muskeln das Fußgewölbe aufrechterhalten. Da die Unterseite des Fußes mit Weichteilen ausgefüllt ist, ist bei der Betrachtung von außen nicht zu erkennen, daß das Fußskelett nicht flach, sondern stark gewölbt gebaut ist, derart daß der knöcherne Fuß nur an zwei Stellen aufliegt, hinten mit dem Fersenbein und vorn mit den Köpfchen der Mittelfußknochen. Dazwischen liegt das Gewölbe, das von den Fußwurzelknochen und Mittelfußknochen gebildet wird. Durch diese Gewölbekonstruktion wird der Stoß beim Aufsetzen des Fußes abgefangen; dadurch und durch das Abrollen des Fußes beim Gehen wird der Gang federnd.

Warum starre Einlagen immer falsch sind

Bekommt nun ein Mensch aus irgendeinem Grund, der in diesem Zusammenhang zunächst ohne Belang ist, Schmerzen am Fuß, so werden ihm meist Schuheinlagen verordnet mit der Begründung, das „schwache" Fußgewölbe müsse gestützt werden. Die Beschwerden werden auf einen Knick-, Senk- oder Spreizfuß (auch Plattfuß genannt) zurückgeführt. Wenn der Kranke diese Verordnung befolgt, fängt meist eine Leidensgeschichte des Fußes an, die kein Ende mehr nimmt. Der geringste Nachteil ist der, daß er nun wahrscheinlich sein ganzes Leben Einlagen trägt bzw. glaubt, sie tragen zu müssen.

Elastische Einlagen, die sich dem Fuß anpassen und von ihm noch geformt werden können, sind harmlos und führen nicht zu einem Schaden; andererseits sind sie aus dem gleichen Grunde nutzlos.

Ganz anders verhält es sich mit den starren Einlagen, mit denen der Markt überschwemmt wird. Dadurch, daß der Fuß auf einer starren Unterlage ruht, werden die Bänder und Muskeln, die das Gewölbe elastisch halten, ruhiggestellt und ihre Funktion damit teilweise ausgeschaltet. Das ständige Muskelspiel beim Gehen wird behindert, den Bändern wird ihre Funktion teilweise abgenommen, was zur Folge hat, daß gerade das Gewebe, das zur Aufrechterhaltung des Gewölbes gestärkt werden soll, geschwächt wird. Genau das Gegenteil von dem, was erstrebt wird, nämlich das Gewölbe zu erhalten, tritt ein: Das Gewölbe senkt sich durch eine Schwächung der Halteorgane. Die darunterliegende starre Einlage kann diesen Degene-

111

rationsprozeß nicht aufhalten, sie ruft ihn im Gegenteil erst hervor.

Man hat schon längst erkannt, daß der Muskel- und Bänderapparat an der Wirbelsäule bei drohender Rückgratverkrümmung durch Stützapparate nicht kräftiger, sondern unbedingt schwächer wird. Hier liegt dasselbe Prinzip vor. Der Muskel- und Bänderapparat im gesamten Bewegungssystem kann nur durch Betätigung gestärkt werden, niemals durch eine die Funktionen behindernde Abstützung. Gymnastik und Kräftigung der geschwächten Muskeln und Bänder ist der richtige Weg; daneben ist selbstverständlich die Behandlung der Grundkrankheit, die zur Schwächung geführt hat, nötig. So klar dies für die Wirbelsäule heute erkannt ist – die Stützkorsetts sind schon erfreulich weniger geworden! – so wenig hat sich diese Erkenntnis bisher bei der Behandlung der Füße durchgesetzt, wie die Millionen einlagentragender Menschen beweisen.

Anstelle starrer Einlagen ist *kräftigende Gymnastik* nötig. Als tägliche Übungen kommen dafür in Frage: mehrmaliges Heben des Fußes auf die Zehenspitzen, Zehengang, Kippen des Fußes auf die Außenkante und zurück von der Außenkante auf die Fußspitze, Fußrollen, Gehen auf einer abgeflachten Kugel, Greifen eines Bleistiftes mit den Zehen und dergleichen. Den Zweck der kräftigenden Gymnastik erfüllen auch sehr gut die verschiedenen Arten von Fußgymnastiksandalen. Da der Fuß dabei wirklich eine Gymnastik durchmachen muß, ist zu beachten, daß solche Sandalen nur stundenweise getragen werden sollen; dann erfüllen sie ihren Zweck hervorragend.

Es gibt allerdings unter jungen Menschen noch viele mit so kräftigen Geweben, daß sie solche Sandalen ohne Schaden sogar ständig tragen können. Sie bekommen dadurch eine ausgezeichnet trainierte Beinmuskulatur. Zugleich sind diese Sandalen eines der besten Mittel gegen den chronischen Kaltfuß, da der Zwang zu vermehrter Muskeltätigkeit auch eine bessere Durchblutung mit sich bringt.

Ein Spaziergang im Wald über den gewachsenen elastischen Boden ermüdet den Fuß längst nicht so wie ein gleich langer Gang auf dem harten Asphalt der Großstadt. Mit der starren Einlage macht der Mensch ungefähr dasselbe, wie wenn er sich etwas Asphalt unter die Füße bände. Und welches Behagen empfindet mancher Fuß, der ein Jahr lang durch starre Einlagen beengt war, wenn er im Urlaub an der See beim Waten durch den Sand das freie Muskelspiel wieder erleben darf. Aber nach dem Urlaub wird dem Fuß diese Wohltat nicht mehr gegönnt! Hier sieht man die Macht fixer Ideen.

Abgesehen von dem Schaden, den starre Einlagen bringen, tragen sie nicht zur Lösung der Frage bei, woher denn die vielen Fußbeschwerden kommen, die pauschal mit Einlagen befriedigt werden. Ein Teil der Ursachen liegt in der zivilisatorischen Nahrung, die, wie wir gesehen haben, zur Schwächung des Bindegewebsapparates Wesentliches beiträgt. Die Zunahme der Krankheiten an den Bewegungsorganen ist ein beredtes Zeichen dafür. Warum sollen die Füße daran nicht ihren Anteil abbekommen? Die Behandlung der so mitbetroffenen Füße deckt sich dann mit der Behandlung der entsprechenden Krankheiten an anderen Organen des Bewegungsapparates.

Die Schuhe verformen die Füße

Daß es aber viel mehr Fußkranke gibt, als es dem rheumatischen Anteil entspricht, hängt mit den nicht fußgerechten Schuhen zusammen. Obwohl dies ein offenes Geheimnis ist, wird nichts daran geändert. Kein zivilisierter Mensch hat einen normalen Fuß. Infolge der großen Anpassungsfähigkeit des lebendigen und gesunden Organismus halten viele Füße die gewaltsame Dauerdeformierung durch Schuhe, die der Fußform nicht entsprechen, aus, ohne daß Beschwerden auftreten. Deshalb betrachten diese Menschen ihre Füße wahrscheinlich als gesund.

Wenn wir aber die Konturen eines Neugeborenenfußes mit denen beim Erwachsenen vergleichen, so zeigt sich, daß der Erwachsenenfuß am Beginn der großen Zehe zur Mitte hin abweicht und daß die sichtbare Sehne, die zur großen Zehe zieht, dort einen Knick aufweist. Beim Kind, das noch keine Schuhe getragen hat, verläuft die Innenkante des Fußes gerade nach vorn, ohne daß die Großzehe abgeknickt ist. Ähnlich verhält es sich auf der Kleinzehenseite des Fußes.

Da heute alle Erwachsenen diese Verformung der Füße haben, haben wir uns daran gewöhnt und halten dies für normal. An den vielen, bei denen die Verformungen stärker sind, erkennen wir sie aber als krankhaft und auch als schuhbedingt. Es ist unschwer zu erkennen, daß die Fußform ein Abbild des Schuhes ist, auch des angeblich fußgerechten.

Jeder Schuh fängt im vorderen Teil an einer bestimmten Stelle an, sich zu verjüngen, während ein gesunder Fuß von hinten nach vorne gleichmäßig breiter wird und am vorderen Ende seine breiteste Stelle hat. Der Schuh dagegen hat seine breiteste Stelle am Übergang zum vorderen Drittel. Der Zweifler wird gebeten, zum Vergleich die Konturen eines Säuglingsfußes oder Kinderfußes bis zum sechsten Lebensjahr zu umreißen, indem er mit einem Bleistift den auf einem Blatt Papier stehenden Fuß umfährt. Und dann möge er zum Vergleich bei einem Erwachsenen ebenso verfahren. Der Unterschied springt in die Augen.

Der Fuß ist eine funktionelle Einheit. Sein Bau ist von der Funktion geprägt. Jede Änderung des Baues wird sich in der Funktion äußern. Dadurch, daß die Zehen vorn durch den Schuh ständig zusammengepreßt werden, wird die Gegend des Ballens in einer Art Hebelwirkung gespreizt; deshalb hat jeder Zivilisierte üblicherweise einen Spreizfuß. Durch diesen Spreizvorgang wird nicht nur die Statik, sondern auch die Dynamik des gesamten übrigen Fußes verändert. Bei einem Teil der Frauen kommt noch die Hebung des Fersenanteils des Fußes durch den hohen Absatz dazu, wodurch die Hauptlast nach vorn auf den Ballen verlagert wird, der durch die Spreizung schon anatomisch verändert ist.

Durch die Hebung der Ferse sind die Sehnen der Wadenmuskulatur relativ zu lang. Werden lange Zeit nur hohe Absätze getragen, so passen sich die Wadenmuskeln allmählich an die Verkürzung der Ansatzpunkte an, sie werden kürzer. Deshalb kann die Frau dann keine niedrigen Absätze mehr tragen. Sie ist gezwungen, die bestehende Fehlbelastung des Fußes fortzusetzen.

An den durch die Spreizung vorspringenden Stellen und an den zusammengepreßten Zehen kommt es zu Schwielenbildungen und Hühneraugen sowie zu einer Reizung und Entzündung der Schleimbeutel. Wenn die Einengung der Zehen zu stark ist, hilft sich die Natur, indem sie eine Zehe unter die andere schiebt. Ist der Schuh schließlich noch zu kurz, so daß die Zehen nur noch gekrümmt Platz haben, entsteht die Hammerzehe, die als Krönung obenauf noch ein Hühnerauge hat. Zu einem solchen Meisterwerk der Verkrüppelung hat der moderne Mensch den im Schuh versteckten Fuß herangezüchtet.

Fußgerechte Schuhmode tut not

Auch dem orthopädischen und nach Maß gefertigten Schuh haften dieselben Fehler an, da von der Gewohnheit, den Schuhen die falsche Form zu geben, nicht abgegangen wird. Der Maßschuh hat zudem meist den Nachteil, daß die fehlerhafte Form, die der Fuß bereits hat, in ihm festgehalten und verewigt wird, denn auch der Fehler wird nach Maß mitgemacht.

Es mutet wie eine Ironie an, daß der technisch perfektionierte Mensch auf den Mond fliegen kann, aber nicht imstande ist, eine passende Umhüllung für den Fuß zu schaffen, die zugleich schön ist. Die Ansicht, daß ein nach der Fußform gebauter Schuh so häßlich sein müsse, daß ihn niemand tragen werde, entspringt lediglich eingefleischten Modegewohnheiten. Obwohl sich die Mode nach dem Willen der Schuhgewaltigen ständig ändert, bleibt doch der böse Fehler bestehen, der die Füße langsam verkrüppeln läßt.

Wollte *ein* Schuhfabrikant den Anfang machen, einen fußgerechten Schuh herzustellen, so würde die Umstellung einen großen finanziellen Aufwand erfordern. Und das Risiko, nachher keine Käufer für diese neue, ungewohnte Form zu finden, wird keiner auf sich nehmen. Stets kommt der Einwand, fußgerechte Schuhe würden nie gekauft, da die Frauen nur zu Schuhen greifen, in denen sie hübsch aussehen. Und hübsch aussehen kann man eben nur in den Schuhen, die der Mode entsprechen. Dem könnte entgegengehalten werden, daß der neue fußgerechte Schuh eines Tages auch als schön empfunden würde, wenn er Mode geworden ist. Alsdann würde man sich in Museen über die jetzigen für schön gehaltenen Schuhformen amüsieren. Kleider aus früheren Moden, die damals als schön galten, wirken ja heute auf uns oft geschmacklos und lächerlich.

Millionär gesucht

Des Geldes wegen wird wahrscheinlich alles beim alten bleiben. Trotzdem wäre eine Schuhrevolution durchaus möglich, da sich bei entsprechender Massenaufklärung ein genügend großer Menschenkreis finden ließe, der die neue Mode so lange trägt, bis der tote Punkt überwunden ist. Vielleicht ist unter den Lesern ein Millionär, der nicht weiß, wie er sein Geld investieren soll; hier hat er eine Möglichkeit, großen Segen zu stiften und dabei noch reicher zu werden.

Breite Schuhe sind nur eine Notlösung

Eine Abhilfe für die Beschwerden durch die üblichen Schuhe ist schwierig. Solange es keine richtigen Schuhe gibt, ist ein möglichst weiter und breiter Schuh im Rahmen des bestehenden Angebotes eine Notlösung. Für manche geplagte Frau ist der Rat, Männerschuhe zu tragen, eine Hilfe. Von einem bestimmten Alter an ist manche zu diesem Opfer bereit, wenn nur nicht mehr jeder Schritt schmerzt. Für den Kauf darf sie aber nicht das Schuhgeschäft aufsuchen, wo sie Kundin ist, da sie hier ihren Wunsch nicht erfüllt bekommt. Dazu muß sie in ein fremdes Geschäft gehen und hartnäckig auf ihrem Wunsch bestehen.

Da auch der ständige Druck der spitz zulaufenden *Strümpfe* die Verformung unterstützt, ist es an warmen Tagen eine Erleichterung, strumpffrei zu gehen und zehenfreie Sandalen zu tragen.

Hühneraugen haben nur *eine* Ursache: den Druck. Und es gibt nur *eine* sinnvolle Behandlung: einen Schuh, der an dieser Stelle keinen Druck erzeugt. Eigentlich ist dies selbstverständlich, aber täglich wünschen Patienten eine andere Hilfe gegen Hühneraugen, da sie der Drucktheorie nicht trauen. Sie meinen, der Schuh drücke nicht, er sei weit genug – ein Zeichen, wie sehr der Mensch am falschen Schuh hängt.

Wer den drückenden Schuh trotz Hühnerauge weiter tragen will – manchmal war die Ursache allerdings sein Vorgänger –, kann durch Filzringe, die im Handel erhältlich sind, für eine örtliche Druckentlastung sorgen und die verhornte Stelle zusätzlich durch Salicylpflaster (handelsübliche Hühneraugenpflaster) aufweichen und das Aufgeweichte laufend entfernen. Wird mit diesen Maßnahmen aufgehört, kommt das Hühnerauge natürlich wieder.

Nichtdrückende Schuhe sind immer am sinnvollsten. Fußmassagen, kurze kalte Fußbäder (kalte Füße vorwärmen) und wenn möglich Barfußgehen sind nur lindernde Maßnahmen.

Das Wesentliche kurz zusammengefaßt

Unter „Rheuma" wurden in der vorliegenden Abhandlung alle Erkrankungen der Bewegungsorgane, d. h. des Bindegewebes, der Bänder, Sehnen, Muskeln, Knochen, der Gelenke und der Wirbelsäule verstanden. Sie haben in den letzten Jahrzehnten unter allen ernährungsbedingten Zivilisationskrankheiten, zu deren Gruppe sie gehören, an Häufigkeit am stärksten zugenommen.

Die Ursache für die Zunahme ist dieselbe wie bei den übrigen ernährungsbedingten Zivilisationskrankheiten (dem Gebißverfall, den Leber- und Stoffwechselkrankheiten, der Fettsucht, der Zuckerkrankheit, dem Herzinfarkt und anderen), nämlich die im Laufe der letzten Jahrzehnte immer intensiver gewordene Denaturierung der Nahrung durch technische Eingriffe chemischer und physikalischer Art. Dadurch kommt es zu einem Mangel an Vitalstoffen.

Die industriell verarbeiteten Nahrungsmittel spielen dabei die Hauptrolle. Die krankmachende Kost ist gekennzeichnet durch Fabrikzucker, Auszugsmehlprodukte, Fabrikfette, einen zu großen Anteil an tierischem Eiweiß, zu viele Speisen, die durch Erhitzung, Konservierung oder Präparierung denaturiert sind, und andererseits zu wenig natürliche Lebensmittel wie rohes Obst und Gemüse, Vollkornprodukte und naturbelassene Fette.

Die Tatsache, daß die Erkrankungen des Bewegungsapparates dabei den steilsten Häufigkeitsanstieg zu verzeichnen haben, kann man damit erklären, daß die Bewegungsorgane nicht lebenswichtig sind; bei einem Mangel an Vitalstoffen wird ihre Mineralreserve vom Körper benutzt, um die lebenswichtigen inneren Organe längere Zeit vor Schäden zu bewahren.

Ein weiterer Grund für die ständige Zunahme liegt darin, daß der Zusammenhang der rheumatischen Erkrankungen mit der Zivilisationsnahrung verschwiegen und in irreführender Weise von Verschleiß-, Aufbrauch- und Alterskrankheiten gesprochen wird. Diese Täuschung führt zur falschen Vorstellung, es sei ein unentrinnbares Schicksal, wenn man von diesen Krankheiten befallen wird.

Infolgedessen unternimmt die unwissende Bevölkerung nichts, um die Erkrankungen zu verhüten bzw. sie nach ihrem Ausbruch ursächlich behandeln zu lassen. Vielmehr bleibt die Behandlung meist auf symptomatische Maßnahmen beschränkt, die üblicherweise in vorübergehend lindernden Medikamenten, Bädern, Packungen, Einreibungen und dergleichen bestehen. Anstatt sich das ganze Jahr über einer intensiven Heilbehandlung zu unterziehen, begnügt sich der Kranke jährlich bzw. jedes zweite oder dritte Jahr mit einer vierwöchigen Badekur, die den Verlauf der Grundkrankheit nicht wesentlich zu beeinflussen vermag, da sie die Ursachen nicht berücksichtigt.

Das Erkennen der Zusammenhänge zwischen zivilisatorischer Fehlernährung und den rheumatischen Erkrankungen ist durch den Zeitfaktor, das heißt eine Anlaufzeit von etwa 20–30 Jahren bis zum offenkundigen Ausbruch, erschwert; dies bedeutet, daß die Vorbeugung nahezu 30 Jahre vor Beginn der Beschwerden hätte einsetzen müssen.

Durch Vollwertkost sind die rheumatischen Erkrankungen verhütbar, und zwar um so sicherer, je früher damit begonnen wird.

Bei bereits bestehender Erkrankung ist der Heilerfolg ebenfalls um so größer, je früher die beschriebene Behandlung einsetzt und je strenger und länger sie durchgeführt wird.

Die Ernährung gestaltet sich wie folgt:

Zu meiden:
1. Fabrikzucker
2. Auszugsmehlprodukte
3. Fabrikfette
4. je nach Fall tierisches Eiweiß

Notwendig:
1. Vollkornbrot
2. Frischkorngerichte
3. Frischkost
4. naturbelassene Fette.

Diese Standardernährung gilt in gleichem Maße für Arthrosen wie für Arthritiden, für die primär chronische Polyarthritis, die nicht heilbar ist, für Muskel- und Bindegewebsrheumatismus (Fibrositis), für Bandscheiben- und Bänderdegeneration und die Gicht.

Bei schweren Formen bringt reine Frischkost über lange Zeit die größtmöglichen Erfolge.

Bei Gicht und primär chronischer Polyarthritis ist außerdem die Enthaltung von Fleisch, Fisch und Wurstwaren notwendig.

Besonders bei entzündlichen Erkrankungen (Arthritiden) ist die Beseitigung von Herden notwendig, und die neuraltherapeutische Behandlung von Störungsfeldern ist eine gute Hilfe.

Bei Bänderschäden und Verspannungen im Wirbelsäulenbereich ist chiropraktische Behandlung angezeigt.

Vorübergehend sind lindernde Medikamente manchmal nicht zu entbehren, besonders in fortgeschrittenen Fällen und bei akuten Schüben. Dies gilt auch für die Nebennierenrindenhormone. Wegen störender Nebenwirkungen ist deren Dauerverordnung nachteilig. Die Entziehung nach langem Gebrauch ist schwierig; sie geschieht am besten in der Klinik bei Frischkostbehandlung.

Arzneiliche Heilbehandlung mit biologischen und homöopathischen Medikamenten ist aussichtsreich.

Unterstützende Behandlungsmaßnahmen sind: Moor-, Schwefel-, Thermal- und Heilkräuterbäder, insbesondere das Heublumenbad, Überwärmungsbäder, Sauna, dosierte Sonnenbäder, ansteigende Teil- und Ganzbäder, Güsse, Waschungen, Teilwechselbäder und Packungen nach Kneipp, Heublumensäcke, Teil- und Ganzmassagen, Lymphdrainage, ableitende Maßnahmen über die Haut in Form von Einreibungen, Pflastern u. a. m. Ihre Verordnung gehört in die Hand des Arztes.

Eine operative Behandlung kommt in Spätstadien von Hüftgelenksarthrosen in Frage, wenn die beschriebene Heilbehandlung versäumt oder zu spät begonnen wurde. Manchen bringt die Operation Erleichterung.

Fußveränderungen wie Knick-, Senk-, Spreiz- oder Plattfuß sind ohne Ausnahme durch die Schuhe bedingt. Starre Einlagen sind die ungeeignetste Behandlung, da sie durch passive Abstützung die Muskeln und Bänder schwächen, statt sie zu stärken. Geeignete Schuhe und aktive gymnastische Übungen, auch mit Fußgymnastiksandalen, sind die beste Behandlung.

Dies ist das Rüstzeug, mit dem die so zahlreichen rheumatischen Erkrankungen erfolgreich bekämpft werden können. Es lohnt sich, davon Gebrauch zu machen. Wer sich noch im Anfangsstadium einer gutartigen Krankheitsform (zum Beispiel Arthrose) befindet, wird am meisten Nutzen haben. Aber selbst Kranke in fortgeschrittenen Stadien nicht ganz heilbarer Formen (primär chronische Polyarthritis) haben Aussicht, das Fortschreiten der Krankheit zu verlangsamen und sogar zu stoppen, was mit den üblichen, nur die Symptome lindernden Maßnahmen nicht zu erreichen ist.

In jedem Falle aber besteht der große Gewinn, daß die biologisch vollwertige Heilkost zugleich die beste Vorbeugung gegen die anderen ernährungsbedingten Zivilisationskrankheiten oder, falls solche bereits bestehen, die aussichtsreichste Basisbehandlung darstellt. Daß die körperliche und geistige Leistungsfähigkeit auf diese Weise gesteigert wird, ist ein zusätzliches Geschenk.

Rezeptvorschläge
von
Ilse Gutjahr

Wie aus dem vorangehenden Text hervorgeht, ist eine vitalstoffreiche Vollwerternährung notwendig. Sie ist gekennzeichnet durch Vermeidung von Fabrikzuckerarten, Auszugsmehlen und Fabrikfetten und durch den Verzehr eines großen Frischkostanteils, durch Vollkornprodukte und naturbelassene Fette. Da eine solche Kostform auch bei zahlreichen anderen ernährungsbedingten Zivilisationskrankheiten erforderlich ist, finden Sie entsprechende Rezepte auch in anderen Büchern von Dr. M. O. Bruker.

Bei Erkrankungen der Bewegungsorgane ist aber außerdem besonders wichtig, daß tierisches Eiweiß gemieden wird. Dadurch ist in vielen Fällen im Anfangsstadium (z. B. bei Muskelrheuma und Arthrosen) eine Heilung möglich. Selbst bei schweren fortgeschrittenen Fällen (z. B. Polyarthritis und sogar primär chronische Polyarthritis) ist eine Besserung zu erzielen. In diesen Fällen muß dann allerdings das tierische Eiweiß *streng* gemieden werden – auch in kleinsten Mengen. Dies betrifft nicht nur Fleisch und Wurst, sondern auch Fisch, Milch, Quark, Käse und Eier. Deshalb ist dieser Rezeptteil entsprechend gestaltet.

Immer wieder wird gefragt, ob Sahne wegen des Eiweißgehalts verwendet werden darf. Sahne ist ja nur der Fettanteil der Milch. Der

Eiweißgehalt von Sahne ist relativ gering, ca. 2,5%. Er kann daher erfahrungsgemäß vernachlässigt werden, da Sahne ja nicht in großen Mengen getrunken wird. Butter kann selbstverständlich unbeschränkt verwendet werden (Eiweißanteil lediglich 0,5%).

Wer jedoch unbedingt ohne Sahne leben möchte, findet ebenfalls eine Reihe von Vorschlägen.

Probieren Sie nach Herzenslust aus! Sie werden feststellen, daß es sich schmackhaft, gesund und durchaus **nicht** spartanisch mit einer Kost ohne tierisches Eiweiß leben läßt.

Allgemeine Hinweise

Als **Öle** sollten grundsätzlich nur Öle der Erstpressung (sogenannte kaltgepreßte, die garantiert nicht raffiniert wurden) verwendet werden. Frisches Leinöl hat einen nußartigen Geschmack und darf auf keinen Fall bitter schmecken – dann ist es alt, oder der Leinsamen wurde vorbehandelt. Die Öle werden öfter gewechselt, um auch dabei den unterschiedlichen Gehalt an Vitalstoffen und die Geschmacksstoffe möglichst vieler Sorten auszunutzen.

Vitamin A und Mohrrüben. Immer wieder wird die Auffassung vertreten, Mohrrüben müßten mit Fett angerichtet werden, damit das Provitamin A (Karotin) in Vitamin A umgewandelt werden kann. Die Umwandlung erfolgt nicht auf dem Teller, sondern in unserem Körper. Es spielt keine Rolle, zu welchem Zeitpunkt Fett gegessen wird. Wichtig ist, daß überhaupt naturbelassene Fette verzehrt werden. Also: Wenn Sie Appetit darauf haben, kann die Mohrrübe pur – also auch ohne Ölzusatz – geknabbert werden.

Kochsalz wird im Frischkostanteil der Speisen möglichst gar nicht verwendet. Es ist kein Gewürz. Als für den Organismus notwendiges Mineralsalz ist es in den Lebensmitteln in ausreichender Menge enthalten. Den gekochten Speisen kann etwas Vollmeersalz oder Kräutersalz zugegeben werden.

Das **Waschen** der Gemüsesorten ist kein Einweichen, sondern wird am besten ganz kurz vor dem Zerkleinern unter fließendem Wasser vorgenommen.

Schälen von Obst und Gemüse entfernt keine Schadstoffe, sondern wichtige Vitalstoffe. Nur bei wenigen Sorten ist die Schale ungenießbar. Also Gurke, Mohrrübe, Apfel, Rettich usw. immer mit Schale verzehren, denn die in der Schale enthaltenen Wirkstoffe benötigt die Leber, um etwa vorhandene Giftstoffe auszuscheiden. Außerdem sind etwa vorhandene toxische Substanzen nicht nur in der Schale, sondern in allen Teilen des Lebensmittels enthalten.

Für den **Frischkornbrei** wird das geschrotete Getreide grundsätzlich nur mit kaltem, nicht abgekochtem Leitungswasser angesetzt und bleibt bei Zimmertemperatur stehen. Durch das

Kochen des Wassers werden gelöste Mineral-
salze unlöslich (Kesselstein) und gehen dadurch
verloren. Die Angst vor Bakterien ist unbegrün-
det. Sie sind notwendige Gesundheitserreger.

Zum Einweichen des Getreides nicht Milch,
Saft o. ä. nehmen.

Die Einweichzeit beträgt in der Regel etwa 5 bis
12 Stunden. Wird die Zeit mal überzogen oder
kürzer gehalten, tut dies Ihrer Gesundheit keinen Abbruch. Es gibt Vollwertköstler, die essen
ihr geschrotetes Getreide bereits nach einer Einweichzeit von 1 Stunde – sie haben aber meistens
noch ein relativ gutes Gebiß und können gut
kauen!

Als Abkürzungen in den Rezepten bedeuten:
TL = Teelöffel, EL = Eßlöffel, MS = Messer-
spitze.

Frischkorngerichte

Der wichtigste Bestandteil einer vitalstoffrei-chen Vollwerternährung sind Frischkornge-richte aus verschiedenen Getreidesorten. Die beliebteste und wohl bekannteste Zubereitungs-art ist der Frischkornbrei wie er auf Seite 50 f. im Grundrezept schon beschrieben wird.

Da er gut schmecken und abwechslungsreich sein soll, zeigen wir Ihnen hier noch einige andere Zubereitungsmöglichkeiten.

Es spielt keine Rolle, zu welcher Tageszeit der Frischkornbrei gegessen wird. Sogenannte Abendtypen essen ihn vielleicht lieber abends. Um aber ausreichend mit Frischkostsalaten ver-sorgt zu sein, hat es sich bewährt, ihn als Früh-stück einzuplanen. Das Schroten und Einwei-chen des Getreides wird dann bereits am Abend vorher vorgenommen. Sie werden sich nach kur-zer Zeit so daran gewöhnt haben, daß Ihnen für einen guten Start in den Tag etwas fehlt, wenn Sie ihn einmal nicht essen.

Mengenangaben pro Person:

3 EL Weizen (= ca. 50 g)
½ Apfel
½ Banane
Zitronensaft nach Geschmack
1 EL Sonnenblumenkerne oder mehr

3 EL Roggen
1 Nektarine
3 Aprikosen
Zitronensaft
2 EL grob gehackte Walnüsse

3 EL Hafer (kann morgens geschrotet und
eingeweicht werden)
½ Apfel
1 Pfirsich
Saft ½ Orange
grob gehackte Mandeln
1 EL geschlagene Sahne

3 EL Buchweizen (am Abend ungeschrotet
einweichen)
1 kleiner Apfel
1 Handvoll Johannisbeeren
Zitronensaft
1 MS Vanillegewürz

2 EL süße Sahne

3 EL 6-Korn-Mischung (Weizen, Roggen,
Gerste, Hafer, Hirse, Buchweizen)
1 kleiner Apfel
1 Banane
Zitronensaft
1 Handvoll blaue oder grüne Trauben

3 EL gekeimtes Getreide (Weizen oder
Roggen o. a.) (Keimvorgang s. S. 51f.)
1 Apfel
1 Banane
½ Orange
1 EL Cashewkerne

3 EL Hirse ungeschrotet einweichen
½ Apfel
½ Banane pürieren
1 Handvoll Erdbeeren oder Brombeeren
Zitronensaft
1 MS Zimt
2 EL geschlagene Sahne

3 EL 3-Korn (Weizen, Roggen, Hafer)
1 kleiner Apfel
1 Kiwi
1 Handvoll rote Johannisbeeren oder rote
Granatapfelkerne

nach Geschmack Delifrut
2 EL geschlagene Sahne
gehackte Haselnüsse

...für diejenigen, die Pikantes lieben...
3 EL gekeimter Roggen
1 kleine Mohrrübe raffeln
1 Stückchen Paprikaschote würfeln
1 kleines Stück Gurke
1 Tomate
mit Essig, Öl, Paprika und frischen Kräutern
würzen

Frischkost voraus

Unter Frischkost verstehen wir Salate aus rohem Gemüse und rohem Obst sowie Frischkorngerichte.

Frischkost sollte stets *vor* den gekochten Speisen gegessen werden. Sind Salate abwechslungsreich und schmackhaft zubereitet, wird jeder gern probieren und sich für die „neue Küche" begeistern.

Frischkost ist nicht nur etwas für Kranke, sondern für alle, die fit und leistungsfähig bleiben möchten. Dies gilt auch für alle anderen Rezeptvorschläge.

Bringen sie verschiedene Gemüsesorten als Salat auf den Tisch. Nach Möglichkeit täglich zwei über und zwei unter der Erde gewachsene Gemüse und Blattsalat. Wenn diese Kombination nicht immer so genau eingehalten werden kann, ist das nicht tragisch. Sie sollten sich jedoch bemühen, mehr als zwei Sorten anzubieten, denn es geht ja schließlich um Ihre Gesundheit. Denken Sie daran? Täglich mindestens ⅓ der Gesamtnahrung als Frischkost essen! Je größer der Frischkostanteil ist, um so besser!

Jede Gemüsesorte kann einzeln mit einer Soße zubereitet werden. Oder alle Gemüse werden geputzt, zerkleinert und nach dem Anrichten mit einer entsprechenden Soße übergossen. Überhaupt... eine pikante Soße macht oftmals aus dem langweiligsten Salat etwas Besonderes.

Tip für Eilige: Eine größere Soßenmenge zubereiten und im Schraubglas im Kühlschrank aufbewahren. Sie hält sich etwa 2–3 Tage.

Hier nun vorweg verschiedene Soßen:

Senfsoße:
3–4 EL Öl
2–3 EL Obstessig
1 EL Senf
1 TL Honig
etwas Wasser

Alle Soßen können problemlos mit etwas Wasser, Gemüsebrühe oder auch Sahne verlängert werden, wenn sie Ihnen zu scharf oder zu dickflüssig sind.

Scharfer Dip:
1 Tube Tomatenmark
3–4 EL Öl
Saft 1 Zitrone

1 TL Hefepaste
1 Knoblauchzehe pressen
1 kleine saure Gurke
2 Chillischoten fein würfeln
Pfeffer, Paprika edelsüß, 1 Spritzer Tabasco
mit Wasser, Sahne oder Gemüsebrühe
verlängern

Currysoße:
1 Becher süße Sahne dickflüssig schlagen
oder 1 Becher saure Sahne
2 EL Senf
2 EL Öl
1 TL Curry
Hefepaste nach Geschmack
evtl. etwas Wasser

Kräutersoße:
3–4 EL Olivenöl
Saft von 1 Zitrone
Petersilie, Dill, 1 Blatt Salbei oder Minze
Wasser oder Sahne

Einfache Zitronensoße:
4 EL Öl
Saft von 1 Zitrone
1 TL Honig
etwas Wasser

Dillsoße:

1 Becher Sahne dickflüssig schlagen
Saft von 1 Zitrone
1 Bund Dill oder mehr, fein geschnitten
1 EL Senf
1 Prise Cayennepfeffer
1 MS Paprika
evtl. etwas Wasser

Sahnesoße:

süße Sahne dickflüssig schlagen
3–4 EL Öl
Saft von 1 Zitrone
1 MS Kräutersalz
1 TL Paprika edelsüß

Die Soßen sollten nach Möglichkeit zuerst zubereitet werden. Die Fettmenge wird nicht begrenzt, sondern kann je nach Geschmack reichlich hinzugefügt werden.

Hier nun einige Salatrezepte für die ganze Familie (Mengenangaben für etwa 4 Personen).

Probieren Sie mutig Neues aus. Es gibt unendlich viele Kombinationsmöglichkeiten, die lecker schmecken.

Haben Sie zum Beispiel schon einmal Banane, Tomaten und Zwiebeln gemischt? Oder Kiwi, Sauerkraut, Äpfel und Mohrrüben?

Birnen-Sellerie-Salat

Soße:

> *3–4 EL Öl*
> *1 MS Paprika edelsüß*
> *evtl. etwas Sahne oder Wasser*

> *500 g saftige Birnen*
> *250 g blaue Weintrauben*
> *3 Stangen Bleichsellerie*
> *Saft von 1 Zitrone*

Sie Soßenzutaten verrühren. Die Birnen ungeschält würfeln und sofort mit Zitronensaft beträufeln. Weintrauben halbieren und evtl. entkernen, Selleriestangen putzen und in ca. 1 cm breite Streifen schneiden. Alles mit der Soße mischen und mit Walnußkernen garnieren.

Bunte Platte

Soße:

Saft von 1 Zitrone
3–4 EL Öl
1 Spur Ingwer
1 TL Honig
etwas Wasser

3–4 Mohrrüben
1 Orange
1 großer Apfel
2–3 EL Öl

1 Kästchen Kresse
1 Orange
1 großer Apfel
Saft von 1 Zitrone

Mohrrüben fein raffeln, 1 Orange und den Apfel würfeln. Alles mit dem Öl mischen.

Kresse zupfen und ebenfalls mit gewürfelter Orange und gewürfeltem Apfel sowie Zitronensaft mischen.

Beide Mischungen getrennt auf einer Salatplatte anrichten. Nach Geschmack mit gehackten Mandeln oder Nüssen bestreuen. Dazu Zitronen-Ingwer-Soße reichen.

Eisbergsalat mit Kresse

Soße:

4–5 EL Öl
Saft von 1 Zitrone
1 Knoblauchzehe pressen
nach Belieben Senf
evtl. Wasser

1 Kopf Eisbergsalat
1 Kästchen Kresse
2–3 Tomaten

Eisbergsalat in etwa 1 cm breite Streifen schneiden, Kresse zupfen, Tomaten achteln. Alles dekorativ auf Platte anrichten. Mit o. g. Soße oder einer beliebigen anderen Soße von Seite 141–143 übergießen.

Internationale Mischung

1 rote Paprikaschote
2 große Zwiebeln
2 kleine Frühlingszwiebeln
1 Orange
100 g Sauerkraut
100 g Pfifferlinge
2 Kiwi

Paprikaschote würfeln, Zwiebeln in feine Ringe schneiden, Frühlingszwiebeln mit Kraut fein schneiden, Orange würfeln. Sauerkraut – wenn es zu lang ist – etwas schneiden. Pfifferlinge roh lassen oder in wenig Butter 5 Minuten dünsten. Wenn Pilze zu groß sind, ebenfalls zerkleinern.

Vor dem Servieren alle Zutaten mit Öl, Zitronensaft, 1 MS Cayennepfeffer und schwarzem Pfeffer mischen.

Kiwi schälen, in Scheiben schneiden und Salat damit garnieren.

Spinatsalat

Soße:

4 EL Olivenöl
2–3 EL Obstessig
1 MS Kräutersalz
schwarzer Pfeffer
Salbei
Thymian

300 g Spinat
2 Orangen
1 große Zwiebel

Soßenzutaten verrühren, evtl. mit etwas Wasser verlängern.

Spinat in breite Streifen schneiden, Orangen würfeln, Zwiebel in feine Ringe schneiden. Alle Zutaten mit Soße mischen.

Sauerkrautsalat

300 g Sauerkraut vom Faß
200 g blaue Trauben
1 große Zwiebel
1 Apfel

Sauerkraut zupfen, Trauben halbieren und evtl. entkernen. Zwiebel und Apfel würfeln. Alle Zutaten mit Öl mischen und evtl. mit frisch gemahlenem schwarzem Pfeffer und Kümmelpulver bestreuen.

Zucchini mit Radicchio

Soße:

4 EL Olivenöl
2 EL Obstessig
schwarzer Pfeffer
Petersilie, Kerbel, Estragon

1 kleine bis mittlere Zucchini
2 kleine Radicchio
2–3 Frühlingszwiebeln

Soßenzutaten verrühren, mit etwas Wasser oder Sahne verlängern. Zucchini in feine Scheiben schneiden oder hobeln. Radicchio in Streifen schneiden, Frühlingszwiebeln mit Grün fein schneiden.

Alles mit Soße mischen. Eventuell mit etwas Honig süßen.

Paprika-Orangen-Salat

Soße:

> 4–5 EL Olivenöl
> Saft von 1 Zitrone
> 1 TL Honig
>
> 3 gelbe Paprikaschoten
> 1 rote Paprikaschote
> 1 große Zwiebel
> 3 Orangen

Paprikaschoten in Streifen schneiden, Zwiebel in feine Ringe, Orangen würfeln.

Alles mit Soßenzutaten mischen. Mit frischgemahlenem schwarzem Pfeffer bestreuen.

Gurkensalat

Soße:

> 4–5 EL Öl
> 1–2 EL Tomatenmark
> 1 EL Obstessig
> 1 TL Honig
> Kresse, Petersilie, Schnittlauch
>
> 1–2 Salatgurken

Gurken fein hobeln und sofort in vorbereitete Soße geben.

Salat à la Cannero
Soße:
3–4 EL Öl oder mehr, je nach Salatmenge
3 EL Obstessig
1 EL Senf
1 TL Honig
1 MS Paprika
evtl. Hefepaste
Kräuter der Provence
Gemüsesorten nach Belieben und Vorhandensein sofort in Soße hineinschneiden. z. B. Mohrrüben, Zwiebeln, grüner Salat, Radieschen, Tomaten, Gurken, Mais, Paprika o. ä.

Weißkohlsalat mit Kräutersoße
500 g Weißkohl
½ TL Kräutersalz
Kohl fein hobeln, Kräutersalz dazugeben und fest durchkneten. 1 Stunde ziehen lassen.
Dann mit folgender Soße mischen:
Saft von 1 Zitrone
3–4 EL Öl
1 fein geschnittene Zwiebel
Fenchelgrün, Salbei (nur 1 Blatt), Kerbel, Estragon

Gemüseplatte

1 kleiner Blumenkohl
6 Tomaten
1 kleiner Endiviensalat

Blumenkohl fein raffeln, in der Mitte einer Salatplatte anhäufen. Tomaten in Scheiben schneiden und herumlegen. Endiviensalat in Streifen schneiden und am Rand anordnen.

Mit folgender Soße übergießen:
4 EL Öl
½ Tasse süße Sahne
Saft von 1 Zitrone
1 TL Honig
2 EL frisch gehackte Kräuter

Radicchio rosso mit Obst

Soße:
Saft von 1 Zitrone
3 EL Öl
frische Kräuter

2–3 Radicchio
1 saftige Birne
1 Banane
1 Orange
nach Belieben Trauben und Äpfel

Radicchio in Streifen schneiden und sofort in Soße geben. Birne würfeln, Banane in Scheiben schneiden und dazugeben. Weiteres Obst nach Belieben. Alles mischen und 10 Minuten ziehen lassen.

Rote-Bete-Salat
  2 mittlere Rote Bete
  2 saure Äpfel
  1 Orange
  1 TL Meerrettich
  3 EL Öl
  Zitronensaft
  Walnußhälften
Rote Bete putzen, grobe Teile entfernen, mit Schale fein raffeln. Äpfel und Orange würfeln. Mit allen anderen Zutaten mischen. Mit Walnußhälften garnieren.

Warme Mahlzeiten

Probieren Sie doch mal Neues aus. Wie bei der Frischkost, so sind auch bei den gekochten Mahlzeiten in der Vollwertküche viele Variationen möglich. (Mengenangabe für etwa 4 Personen. Wenn notwendig, kann in fast allen Rezepten die Sahne durch Gemüsebrühe ersetzt werden, oder es wird den Gerichten eben etwas mehr Butter bzw. Öl beigegeben).

Austernpilze
2 große Zwiebeln
500 g Austernpilze
1 Tasse saure Sahne
Kräutersalz, schwarzer Pfeffer
gehackte Petersilie
Die saure Sahne kann entfallen, Gericht dann mit Öl abrunden. Zwiebeln würfeln und in wenig Butter glasig dünsten. Pilze putzen, zerkleinern, dazugeben. 15 Minuten schmoren lassen. Mit Sahne und evtl. etwas Wasser auffüllen. Dann mit den Gewürzen abschmecken.

Dazu passen Kräuterreis, gebackene Kartoffeln, aber auch andere Getreidegerichte.

Linsenbratlinge

2 Tassen Linsen
2 Zwiebeln
1 Mohrrübe
Kräutersalz, Paprika,
Knoblauch, frisch gehackte Kräuter

Linsen werden über Nacht in wenig Wasser eingeweicht. Evtl. überschüssiges Wasser am nächsten Tag weggießen.

Die Linsen zusammen mit Zwiebeln und Mohrrübe durch den Fleischwolf drehen. Mit Gewürzen verkneten.

Mit feuchten Händen flache Bratlinge formen, in Weizenvollkornmehl wenden. In Öl oder Butter braten.

Vollkornnudeln mit Zucchini

500 g Vollkornnudeln
2 große Zwiebeln
2 EL Butter
1 mittelgroße Zucchini
1 Knoblauchzehe gepreßt
2 EL Weizenvollkornmehl
1 Tasse süße oder saure Sahne
Kräutersalz, Pfeffer, Petersilie,
evtl. Tomatenmark

Die Nudeln werden in Salzwasser bißfest gegart. Herausnehmen und abtropfen lassen.

Zwiebeln würfeln, in Butter glasig dünsten. Zucchini in Scheiben schneiden und dazugeben. Knoblauchzehe, Kräutersalz und Pfeffer ebenfalls dazugeben. Mit Sahne auffüllen und 10 Minuten schmoren lassen. Mit Mehl bestreuen, kurz aufkochen lassen. Evtl. nachwürzen – auch mit Tomatenmark –, mit frischer Petersilie bestreuen.

Nudeln in Butter schwenken und dazu reichen oder vorsichtig unter das Gemüse heben.

Haferbratlinge

250 g Hafer
1 TL gekörnte Brühe
1 große Zwiebel
1 Knoblauchzehe, gepreßt
100 g gehackte Haselnüsse
Paprika, Oregano, Kräutersalz

Hafer knapp mit Wasser bedeckt über Nacht einweichen. Am nächsten Tag 1 TL gekörnte Brühe dazugeben und garen, bis Flüssigkeit aufgesogen ist. Evtl. noch etwas Wasser nachfüllen. Mit der Zwiebel zusammen durch den Fleischwolf geben oder mit Schlagmesser (Mixer) leicht zerkleinern. Mit anderen Zutaten kräftig abschmecken.

Mit nassen Händen flache Bratlinge formen, in Vollkornmehl wenden und in heißem Fett goldbraun braten.

Spinatkuchen

1 kg Spinat
2 Zwiebeln
1 EL Butter
1 Knoblauchzehe
Kräutersalz, Pfeffer, Muskat
Sahne
Kuchenteig (s. u.)

Den Spinat tropfnaß und unzerkleinert 5 Minuten dünsten. Zwiebeln fein würfeln und in Butter hellgelb rösten. Knoblauchzehe pressen und dazugeben. Alles mit Spinat mischen und mit anderen Zutaten abschmecken. Auf vorbereiteten Kuchenteig legen und bei 170° etwa 30 Minuten backen.

Kuchenteig:
– kann süß und pikant gemacht werden –

250 g Weizenvollkornmehl
80 g Butter
½ TL Vollmeersalz
⅛ l Wasser

Alle Zutaten werden verknetet. 1 Stunde ruhen lassen.

Wenn das Vollmeersalz durch 1 EL Honig ersetzt wird, eignet sich dieser Teig auch als Obstboden.

Kartoffelauflauf

1 kg Kartoffeln
6 Tomaten
2 große Zwiebeln
2 EL Butter
200 g Sauerkraut

Kartoffeln gründlich waschen und mit Schale in dünne Scheiben schneiden. Tomaten in Scheiben schneiden. Zwiebeln würfeln und in Butter goldgelb dünsten.

Alle Zutaten mit dem Sauerkraut abwechselnd in gebutterte flache Auflaufform schichten. Mit Kartoffeln abschließen.

Mit folgender Soße übergießen:

¼ l süße Sahne
½ TL Kräutersalz
½ TL Paprika
Pfeffer, Basilikum, Petersilie

Zum Schluß Butterflöckchen aufsetzen und bei 180–200° etwa 30 Minuten backen.

Gefüllte Paprikaschoten

Pro Person 1–2 rote und grüne Paprikaschoten putzen, Deckel abschneiden, aushöhlen.

Füllung:

3 große Zwiebeln
1–2 EL Butter
1 Sellerieknolle

4 Tomaten
1 Tasse saure Sahne

Zwiebeln würfeln, in Butter glasig dünsten. Sellerieknolle grob raffeln, dazugeben, Tomaten würfeln, dazugeben, mit Sahne auffüllen.

10 Minuten schmoren lassen.

Mit Petersilie, Basilikum, Paprika, Bohnenkraut, Pfeffer und Kräutersalz abschmecken.

Paprikaschoten füllen. Deckel aufsetzen. In gebutterte Auflaufform setzen, 1 Tasse Wasser zugeben.

30 Minuten bei ca. 180° backen.

Dazu passen Reis, Hirse, Kartoffeln.

Brotsuppe

200 g altes Vollkornbrot
1 Mohrrübe
1 kleine Sellerieknolle mit Kraut
2–3 Tomaten
1½ l Gemüsebrühe
1 Tasse süße oder saure Sahne
frische Kräuter
evtl. Kräutersalz

Vollkornbrot, Mohrrübe und Sellerieknolle zerkleinern und in Gemüsebrühe weich kochen. Dann alles passieren und mit Sahne und Kräutern abschmecken.

Maronen

2 kg Eßkastanien
Kräuterbutter

Kastanien kreuzweise einschneiden. Auf ein Backblech geben und ca. 20 Minuten bei 200° backen. So heiß wie möglich schälen und mit Kräuterbutter servieren. Schmeckt sehr gut und ist eine komplette Mahlzeit zum Sattessen!

Maiskolben

In der Milchreife stehende zarte Maiskolben von Blättern und Haaren befreien. In Butter gar braten und mit wenig Kräutersalz bestreuen.

Pizza

500 g Weizenvollkornmehl
1 TL Vollmeersalz
1 Würfel Hefe oder
1 Päckchen Trockenhefe
1 Tasse Wasser
3–4 EL Öl

Hefe in Wasser auflösen. Alle anderen Zutaten dazugeben und verkneten. Teig sofort auf ein gefettetes Blech streichen. Das gelingt am besten mit nassen Händen.

Belag:
Teig dünn mit Tomatenmark bestreichen und mit beliebigen Gemüsesorten belegen, z. B. To-

maten, rote und grüne Paprikaschoten, Champignons, Spargel u. a. m.

Mit Oregano, Kräuter der Provence, Kräutersalz bestreuen.

Wer darf, kann die Pizza mit Gouda, Emmentaler o. a. Käse belegen.

Bei 200° ca. 20 Minuten backen.

Gurkengemüse

2–3 Zwiebeln
1–2 EL Butter
1 kg Schmorgurken
3 Fleischtomaten
Kräutersalz, Muskat,
weißer Pfeffer, Paprika edelsüß
1 Tasse saure Sahne
1 Bund Dill

Zwiebeln würfeln und in Butter glasig dünsten. Schmorgurken und Tomaten würfeln und dazugeben, 15 Minuten schmoren lassen. Mit Sahne auffüllen, mit Gewürzen pikant abschmecken. Dill fein schneiden und zum Schluß darüberstreuen.

Fenchel gratiniert

8 Fenchelknollen
¾ l Gemüsebrühe
2 große Zwiebeln

Butter
1 Tasse saure Sahne

Fenchel putzen und in Gemüsebrühe bißfest garen. Zwiebeln würfeln, in Butter goldgelb dünsten, mit Gemüsebrühe auffüllen, saure Sahne dazugeben. Soße über Fenchelknollen gießen.

20 Minuten bei 200° backen.

Wenn erlaubt, vorher mit etwas Käse bestreuen.

Mit zerlassener Butter und frisch gehackter Petersilie und Fenchelgrün servieren.

Fruchtreis mit Äpfeln

250 g Naturreis
4 saure Äpfel
100 g Haselnüsse
1 Handvoll Rosinen
2 Orangen
Zimt, Vanille, Honig, Rum

Reis körnig garen (am besten vorher einige Stunden in Wasser einweichen). Das Kerngehäuse der Äpfel großzügig mit reichlich Fruchtfleisch ausstechen.

Haselnüsse grob hacken und mit Fruchtfleisch mischen.

Rosinen in Rum einweichen, Orangen würfeln und dazugeben.

Alles mit Zimt, Vanille und Honig abschmekken und unter den Reis ziehen.

Äpfel damit füllen und in gebutterte Auflaufform setzen.

4–5 EL Butter und
4 EL Honig
zerlaufen lassen und über die Äpfel gießen.

20 Minuten bei ca. 180° im Ofen backen. Mit restlichem Reis servieren.

Schokoladencreme mit Mandeln

5–6 gehäufte EL Weizenvollkornmehl
½ l kaltes Wasser
1 EL Kakao
¼ l geschlagene Sahne
3–4 EL Honig
50 g gehackte Mandeln

Vollkornmehl mit Schneebesen in kaltes Wasser einrühren und unter Rühren zum Kochen bringen. Ausquellen lassen, Kakao einrühren, dann abkühlen. Die Masse muß fest sein.

Unter die abgekühlte Puddingmasse geschlagene Sahne und Honig nach Geschmack rühren. Mit gehackten Mandeln bestreuen.

Mandelsplitter

100 g fein gemahlene Mandeln
50 g Weizen-Vollgrieß
1–2 EL Honig
Saft von 1 Orange
evtl. 1 EL Rum

Alle Zutaten werden verknetet. Kugeln formen, in grob gehackten Mandeln wälzen.

Pfirsichpürée

500 g Pfirsiche
Saft von 1 Zitrone
2 Blatt weiße Gelatine
Honig nach Geschmack

Pfirsiche entsteinen und mit Haut pürieren. Sofort den Zitronensaft dazugeben. Gelatine in Wasser einweichen.

5–6 EL der Fruchtmasse abnehmen, erwärmen und ausgedrückte Gelatine darin auflösen. Alles mit restlicher Fruchtmasse verrühren und mit Honig abschmecken.

Mit geschlagener Sahne gereicht, ist es ein leckerer Nachtisch.

Ohne Sahne ist es auch als fruchtiger Brotaufstrich geeignet.

Haferkugeln

125 g Hafer
Saft von 1 Zitrone
125 g Aprikosen
3 EL Honig
100 g fein gemahlene Nüsse

Hafer mehlfein mahlen, Zitronensaft und zerkleinerte Aprikosen (evtl. pürieren!) dazugeben. Mit Honig und Nüssen verkneten.

Kleine Kugeln formen, in Kokosflocken wenden.

An der Luft getrocknet, halten sich die Haferkugeln einige Tage – wenn sie nicht vorher vernascht werden!

Gefrorenes

¼ l Sahne
3 EL Honig
Erdbeeren oder Himbeeren
Vanille, Zimt

Sahne dickflüssig schlagen. Honig dazugeben, dann steif schlagen. Früchte unterheben. Nach Geschmack würzen. Etwa 2 Stunden ins Gefrierfach stellen. Öfter umrühren.

Schneller Nachtisch für Eilige

Gefrorene Früchte mit Schlagmesser oder Mixer grob zerkleinern.

Mit Honig und geschlagener Sahne mischen. Mit Vanille würzen, evtl. 1 EL Kirschwasser zugeben.

Erdbeerspeise

500 g Erdbeeren
Saft von 1 Zitrone
Honig nach Geschmack
¼ l Sahne
2 Kiwi
Vanille

Erdbeeren pürieren, einige Früchte zum Garnieren zurücklassen. Zitronensaft dazugeben, Honig nach Geschmack. Sahne steif schlagen.

Fruchtmasse und Sahne schichtweise in hohe Gläser füllen.

Kiwi schälen, in Scheiben schneiden und Speise damit verzieren.

Mit Vanillegewürz bestreuen.

Beerensalat

100 g Brombeeren
100 g rote Johannisbeeren
100 g grüne Trauben
2 EL Honig
Saft von 1 Zitrone
Zimt und 1 Prise Ingwer

Alle Zutaten vorsichtig mischen.

Nach Geschmack mit einem dicken Klecks steif geschlagener Sahne verzieren.

Zum Schluß mit flüssigem Honig beträufeln.

Backen mit Vollkornmehl

Bis hier haben Sie nun einige Neuigkeiten kennengelernt und ausprobiert.

Wenn Ihnen die vorgeschlagenen frischen Salate und die warmen Mahlzeiten geschmeckt haben, sollten Sie auch das Backen mit Vollkornmehl ausprobieren.

Hier werden Sie vielleicht die stärkste Veränderung feststellen. Vollkorngebäck schmeckt aber so vorzüglich, daß Ihre Backversuche schnell voll akzeptiert werden und Ihnen den Mut zum Neuen geben!

Bienenstich
500 g Weizenvollkornmehl
½ Tasse Wasser
1 Würfel Hefe
1–2 EL Honig
1 Prise Vollmeersalz
200 g Butter
Hefe in Wasser auflösen, Butter flüssig machen, alles mit den genannten restlichen Zutaten verkneten und sofort mit nassen Händen auf ein Backblech streichen.

Belag:
125 g Butter
½ Tasse Sahne
250 g gehackte Mandeln
200 g Honig
1 TL Vanillegewürz

Alle Zutaten in einen Topf geben und unter Rühren kurz aufkochen lassen. Etwas abgekühlt sofort auf den o. g. Teig streichen.

Bei 190° ca. 20–30 Minuten goldbraun bakken.

Streuselkuchen

500 g Weizenvollkornmehl
1 Würfel Hefe
½ Tasse Wasser oder Sahne
3 EL Honig
1 MS Vollmeersalz
200 g flüssige Butter

Hefe in Flüssigkeit auflösen, Butter flüssig machen und mit allen anderen Zutaten verkneten. Sofort mit nassen Händen auf Backblech streichen.

Streusel:
300 g Weizenvollkornmehl
3 gehäufte EL fester Honig
ca. 100 g Butter
1 TL Vanillegewürz oder Zimt

Alle Zutaten mit einer Gabel zerdrücken, bis feste Krümel entstehen. Evtl. noch etwas Mehl hinzufügen.

Auf vorbereiteten Teig krümeln.

Bei 180–200° 30–40 Minuten backen.

Den Streuseln können gehackte Mandeln oder Nüsse zugefügt werden.

Marzipankuchen

500 g Weizenvollkornmehl
250 g weiche Butter
3–4 gehäufte EL Honig
1 Päckchen Backpulver
1 TL Delifrut, Zimt oder Vanille

Aus allen Zutaten einen Knetteig herstellen. Die Hälfte in eine gefettete Springform drücken.

Marzipanfüllung:

1 unbehandelte Zitrone
1 unbehandelte Orange
200 g fein gemahlene Mandeln
200 g Honig

Zitrone und Orange mit Schale durch einen Fleischwolf drehen, mit anderen Zutaten verkneten. Evtl. zusätzlich etwas Orangensaft hinzufügen, so daß die Masse streichfähig wird.

Auf vorbereiteten Teig streichen. Restlichen Teig als Streusel darüberkrümeln. Bei 180° 1 Stunde backen.

Birnenbrot

1 kg getrocknete Birnen
(oder auch Pflaumen, Aprikosen)
750 g Weizenvollkornmehl
1 Würfel Hefe
½ TL Vollmeersalz
1 EL Honig
½ TL Zimt

Birnen zerkleinern und über Nacht in Wasser einweichen.

Mit dem Einweichwasser aus den genannten Zutaten einen Hefeteig herstellen. Gehen lassen.

250 g Haselnüsse grob hacken und mit den Birnen in den Hefeteig einkneten, so daß ein recht fester Teig entsteht. Nochmals gehen lassen, feste durchkneten und ein großes Brot oder kleinere Laibchen formen.

Mit Eigelb, Sahne oder Wasser bestreichen und das Brot bei 200° 50 Minuten backen, Laibchen ca. 20 Minuten – je nach Größe.

Kirschkuchen

300 g Weizenvollkornmehl
125 g weiche Butter
2 EL Honig oder mehr
1 TL Backpulver
½ TL Zimt oder Vanille
½ Tasse Mineralwasser

Aus allen genannten Zutaten einen lockeren Teig
kneten.

500 g entsteinte Sauerkirschen unter den Teig
heben.

In eine gefettete Springform füllen und bei
180° etwa 40 Minuten backen.

Gedeckter Apfelkuchen

300 g Weizenvollkornmehl
200 g Butter
Prise Salz
5 EL eiskaltes Wasser oder Mineralwasser
1 TL Honig

Alle Zutaten schnell verkneten, gut die Hälfte
des Teigs ausrollen. Springform auslegen, Rand
hochziehen.

Füllung:
1000–1500 g Äpfel
Saft von ½ Zitrone
ca. 2 EL Honig (oder mehr)
Vanillegewürz
Zimt nach Geschmack
50–100 g gehackte Mandeln
100 g Rosinen
2 EL sehr fein gemahlenes
Weizenvollkornmehl

Äpfel schneiden oder grob raspeln, mit den übrigen Zutaten mischen und auf den Teig füllen.

Teigrest ausrollen, auf Füllung legen. Teig-
ränder etwas zusammendrücken. In die Deckel-
mitte ein Kreuz einritzen, damit Dampf abzie-
hen kann.

Ca. 40 Minuten bei 200° backen.

Obstboden

250 g Weizenvollkornmehl
150 g Butter
½ Tasse Sahne
3 EL Honig
1 MS Vollmeersalz
1 TL Backpulver (kann auch weggelassen
werden)

Alle Zutaten schnell verkneten und kalt stellen.
Dann ausrollen und in gefettete Springform legen.

Mit Zwetschgen, Äpfeln, Johannisbeeren
oder anderem Obst belegen.

Mit gehackten Nüssen oder Mandeln bestreuen.

Ca. 30 Minuten bei 180° backen.

Nußscheiben

500 g Weizenvollkornmehl
300 g Butter
200 g Honig
150 g fein gemahlene Nüsse

6 EL Sahne
½ TL Vanillegewürz
1 gehäufter TL Backpulver
1 MS Vollmeersalz

Alle Zutaten verkneten, eine Rolle von ca. 6 cm Durchmesser formen. 30 Minuten in den Kühlschrank stellen. Ca. 6–7 mm dicke Scheiben schneiden, in gemahlenen Nüssen wälzen, auf ungefettetes Blech setzen.

20 Minuten bei 190° backen.

Anstelle von Nüssen können auch Mandeln verwendet werden.

Rosinenbrötchen oder Rosinensemmel

800 g Weizenvollkornmehl
½ l Wasser/Sahne (halb und halb)
2 Päckchen Trockenhefe (oder 60 g Frischhefe)
90 g Butter
2 TL Honig oder mehr nach Geschmack
1 leicht geh. TL Vollmeersalz
100–200 g Rosinen, ungeschwefelt
etwas Streumehl

Mehl und Trockenhefe mischen. In der warmen Milch Butter und Honig auflösen. Flüssigkeit mit Mehl verrühren. Salz zum Schluß unterkneten.

Die Rosinen dazugeben. Den Teig gut schlagen und kneten, bis er sich als Kloß von der Schüssel löst.

Die Schüssel und den Teig mit Vollkornmehl bestreuen.

30–40 Minuten gehen lassen. Das Teigvolumen hat sich dann ungefähr verdoppelt.

Den Teig auf einer leicht bemehlten Arbeitsfläche nochmals kurz durchkneten, zu einer Rolle formen und in ca. 30 Stücke teilen. Daraus formt man nun verschiedene Gebäcke bzw. Brötchen, legt sie auf ein gefettetes Blech, bestreicht sie mit verquirltem Ei oder Sahne und backt sie bei 225° ca. 20 Minuten im vorgeheizten Ofen, mittlere Schiene.

Die ganze Teigmasse kann nach dem letzten Durchkneten auch zu einer Semmel geformt werden, aufs gefettete Blech legen, mit verquirltem Ei oder Sahne bestreichen.

Backzeit etwa 45 Minuten.

Damit er nicht zu dunkel wird, nach ca. 30 Minuten mit Alufolie abdecken und zu Ende backen.

Brotaufstrich

Champignonbutter
125 g Butter
125 g frische Champignons
1 Zwiebel
Kräutersalz
Saft von ½ Zitrone

Zwiebel fein würfeln, in wenig Butter glasig dünsten. Fein geschnittene Champignons zugeben. Mit Kräutersalz würzen.

Alles im Mixer pürieren. Nach Erkalten mit restlicher Butter mischen. Kühl stellen.

Französische Nußbutter
125 g Butter
50 g Haselnüsse, fein gemahlen
Saft von ½ Zitrone
Vollmeersalz, Pfeffer
Schnittlauch, Petersilie, Estragon

Kräuter sehr fein schneiden, mit Zitronensaft und Salz mischen. Mit Nüssen, Pfeffer und Butter verkneten. Kühl stellen.

Haselnußbutter, süß
125 g Butter

70 g Haselnüsse, fein gemahlen
1 geh. TL Honig
1 MS Vanillegewürz
1 Prise Zimt
1 frische Feige, püriert
Alle Zutaten vermischen, kühl stellen.

Veränderung: Die fertige Butter mit ½ TL Kakao verkneten.

Knoblauchbutter
125 g Butter
1–2 Knoblauchzehen
Kräutersalz
Knoblauch pressen, mit Butter und Salz vermischen. Kühl stellen.

Kräuterbutter
125 g Butter
Saft von ½ Zitrone
Kräutersalz, Pfeffer,
Kerbel, Petersilie, Schnittlauch
Kräuter sehr fein schneiden, mit Zitronensaft, Salz und Pfeffer mischen. Alles mit Butter verkneten. Kühl stellen.

Tomatenbutter
125 g Butter
1 EL Tomatenmark
Kräutersalz, Pfeffer
Zutaten verkneten, kühl stellen.

Bücher von Dr. med. M. O. Bruker

Unsere Nahrung – unser Schicksal

Das Standardwerk der modernen Ernährungslehre. In klarer Sprache werden die wahren Ursachen der ernährungsbedingten Zivilisationskrankheiten genannt. Unmißverständlich wird aufgezeigt, daß es Interessengruppen gibt, die das in diesem Buch vermittelte Wissen mit aller Macht verhindern.

Lebensbedingte Krankheiten

Die geistige Haltung bestimmt, wie der einzelne mit den Belastungen des täglichen Lebens fertig wird. Mangel an Kenntnis und Erkenntnis kann zu Krankheiten führen. Konflikte und Streß bedrohen heute jeden. Wie Sie trotz aller Belastungen gesund bleiben oder wieder gesund werden, beschreibt dieses Buch.

Idealgewicht ohne Hungerkur
mit Rezepten von Ilse Gutjahr

Dies ist kein Diätbuch üblicher Prägung und enthält keine trockenen Theorien und kein Gestrüpp von Verboten, sondern hier wird eine ganz aus der Erfahrung geborene Methode gezeigt, die ihre Bewährungsprobe schon lange hinter sich hat. So unwahrscheinlich es klingt, nicht das Zuvielessen erzeugt Fettsucht und die begleitenden Krankheiten, sondern ein Zuwenig, d. h. der Mangel an bestimmten Nahrungsstoffen. So ist dies ein äußerst guter und praktischer Ratgeber für jeden Übergewichtigen und für alle, die ihr Gewicht halten wollen.

Stuhlverstopfung in 3 Tagen heilbar
mit Rezepten von Ilse Gutjahr

Selbst die hartnäckigste Stuhlverstopfung kann ohne Abführmittel geheilt werden! Durch einfache Nahrungsumstellung und Änderung der Lebensbedingungen kann jeder Stuhlverstopfte von seinem jahrelangen Übel befreit werden!

Herzinfarkt, Herz-, Gefäß- und Kreislauferkrankungen

Die Herz- und Kreislaufkrankheiten nehmen von Jahr zu Jahr zu, angeführt von der Todesursache Nr. 1: dem Herzinfarkt!
Die Ursachen hierfür können vermieden werden. Diese sind vor allem ein Mangel an Vitalstoffen durch die heutige denaturierte Kost.

Leber-, Galle-, Magen-, Darm- und Bauchspeicheldrüsenerkrankungen

Die Leber ist unser großes Stoffwechselorgan. In den letzten Jahrzehnten haben die Lebererkrankungen außerordentlich zugenommen. Dies hängt damit zusammen, daß unsere Nahrung durch technische Eingriffe nachteilig verändert ist.
Viele scheinbar unheilbare Lebererkrankungen können durch eine vitalstoffreiche Vollwertkost geheilt werden.

Erkältungen müssen nicht sein

mit Rezepten von Ilse Gutjahr

Erkältungen kommen nicht von Kälte, sondern beruhen neben falscher Kleidung vorwiegend auf mangelnder Abwehrkraft durch vitalstoffarme Zivilisationskost.
Immer wiederkehrender Husten, Schnupfen und Grippe müssen nicht sein.
Abhärtung des Körpers durch Naturheilmethoden und Kneippsche Maßnahmen sowie vitalstoffreiche Vollwertkost bringen Abhilfe.

Dr. M. O. Bruker / Ilse Gutjahr
Biologischer Ratgeber für Mutter und Kind
Wenn Sie vorhaben Kinder zu bekommen oder schon welche haben:
Hier finden Sie endlich alle Informationen, wie Sie Ihr Kind von Anfang
an gesund aufziehen und ernähren können.
Gesundheit beginnt bei den Eltern schon vor der Zeugung und setzt sich
fort mit dem Stillen und anschließend vollwertiger Ernährung. Auch zu
Fragen wie Impfungen, Zahnkrankheiten und Allergien nehmen die
Autoren Stellung.

Diabetes und seine biologische Behandlung
mit Rezepten von Ilse Gutjahr
Auch wenn es die offizielle Medizin noch nicht wahrhaben will: Durch
konsequente Umstellung der Ernährung auf Vollwertkost besteht bei der
Zuckerkrankheit (Diabetes mellitus) Aussicht auf erhebliche Besserung
der Stoffwechsellage. Dies kann, je nach Schweregrad der Erkrankung,
bis zur Befreiung von Tabletten und Spritzen führen.

Allergien müssen nicht sein
**Ursachen und Behandlung von Neurodermitis, Hautausschlägen,
Ekzemen, Heuschnupfen und Asthma**
Der Titel des Buches signalisiert bereits, daß der Patient sich mit seinem
Leiden nicht abfinden muß. Jede Allergie ist heilbar. Dies belegt der
bekannte Arzt Dr. M. O. Bruker aus 60jähriger Erfahrung in Klinik und
Praxis an Hand ausführlicher Patientenfallbeispiele.

Kopfschmerzen, Migräne und Schlaflosigkeit quälen viele Menschen scheinbar grundlos.
Die Bekämpfung mit schmerzbetäubenden oder beruhigenden Mitteln
bringt nur Linderung für den Augenblick, stellt jedoch keine Heilbehandlung dar. Das Wichtigste ist, dem Patienten die Erkenntnis zu
vermitteln, daß die dahintersteckende Krankheit zu heilen ist. Sobald die
Ursachen bekannt sind, ist der Weg offen für ein von diesen lästigen
Symptomen befreites Leben.

Vorsicht Fluor

Dies ist eine Sammlung von wichtigen Materialien zur Wahrheitsfindung für Eltern, Zahnärzte, Ärzte, Krankenkassen, Behörden und Politiker. Zahnkaries ist keine Fluormangelkrankheit, trotzdem wird die Verabreichung von Fluoridtabletten und die Trinkwasserfluoridierung weltweit propagiert. In dieser Dokumentation wird aufgezeigt, daß der Nachweis der Unschädlichkeit bis heute nicht erfüllt wurde. Die Fluoridierung ist zu einem Politikum geworden, da es nicht so sehr um medizinische Fragen, sondern um wirtschaftliche Interessen geht.

Ärztlicher Rat aus ganzheitlicher Sicht
Fragen und Antworten aus der Sprechstunde

Wollten Sie nicht schon immer Ihrem Arzt ganz spezielle Fragen stellen, die über den Rahmen einer üblichen Beratung hinausgehen?
Trauen Sie sich nicht?
Schlagen Sie nach bei Bruker!
Aus 60jähriger ärztlicher Klinik- und Praxiserfahrung gibt der bekannte Arzt, Ernährungswissenschaftler und Psychotherapeut Antworten auf mehr als 1000 Fragen.
Dieses Buch sollte jeder besitzen, der an der Erhaltung oder Wiedererlangung seiner Gesundheit interessiert ist.

Aufmerksamkeiten

365 Zitate, Sprüche, Aphorismen – für jeden Tag des Jahres einen –, die aufmerksam und nachdenklich machen und motivieren, sind gute Begleiter im Leben.

Zucker, Zucker...

„Zucker zaubert" – wirbt die Industrie. „Zucker zaubert – Krankheiten herbei", sagt Dr. M. O. Bruker. In diesem Buch zieht der Autor eine spektakuläre Bilanz zum Thema Fabrikzucker, von dem jeder Bundesbürger jährlich mehr als 42 Kilogramm verzehrt.
Dr. Bruker setzt den Schadstoff Zucker auf die Anklagebank für ernährungsbedingte Zivilisationskrankheiten wie Gebißverfall, Rheuma, Arthritis, Arthrose, Leberschäden, Gicht, Herzinfarkt, Schlaganfall u. a. m. In ungewöhnlich scharfer Weise attackiert er vehement die Verflechtung von Wirtschaftsgruppen mit sogenannten Wissenschaften. Der Autor entlarvt „Tarnorganisationen" der Zuckerindustrie, die er als „Wolf im Schafspelz" apostrophiert.
Dem Leser werden jedoch auch Wege aufgezeigt, die ihn aus diesem „Dilemma" herausführen können, denn – so der Autor – Gesundheit ist ein Informationsproblem.

Kassetten
Live von Dr. M. O. Bruker

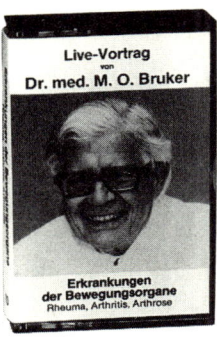